和田啓十郎・漢方復興不屈の魂

序文

明治時代の末期に、日本漢方の優秀性を説き、畢生の大作『医界之鉄椎』を著し、わずか四十五歳の若さでその生涯を閉じた町医者がいた。和田啓十郎がその人である。明治維新政府によって抹殺された漢方の治療学としての優秀さを、世を挙げて西洋崇拝一辺倒の当時にあって、孤軍奮闘、日本漢方と西洋医学の和諧にこそ本当の医学・医療の道があるとの信念を貫いた一生であった。

その書名『医界之鉄椎』の「鉄椎」は『史記』に記された秦の始皇帝狙撃事件に用いられた鉄のハンマーのことである。後に漢の軍師となった張良が始皇帝の国内巡行中に力士を雇って重い鉄椎をその車に投じて狙撃した故事に由来する。つまり始皇帝の専制、言い換えれば価値観の一元化に対する反撥の一撃であった。『医界之鉄椎』の面目は実にここにあるのであって、西洋医学の価値観が唯一絶対のものではないと主張した警世の一書である。

この『医界之鉄椎』出版の歴史的意義は絶大で、この書に感動した湯本求眞を漢方の道に教導し、次いで大塚敬節が求眞の弟子となった。現在の日本漢方の輝かしい発展は和田啓十郎の活躍が起爆剤となったといってよい。

そこで起こる疑問は和田啓十郎を生涯にわたって突き動かした力はどのような時代背景の中で、何を契機として、どの様にして湧き出てきたのかということである。幸いなことに啓十郎の未公開の著作等の資料と伝記が嗣子・正系により『和田啓十郎遺稿集』及び『漢方の臨床』誌の連載（二九回に及ぶ）として書き残されている。そこで本書ではこれを縦糸とし、種々の関連事項を横糸として、和田啓十郎の生き様を浮き彫りに織りなすことを第一の目的とした。

そして、第二の目的は約五〇年間、和漢診療学の道を歩んで来たわたくし自身の経験を基に、啓十郎が充分に言語表現出来なかった日本漢方と西洋医学という二つの全く異なったパラダイムの本質的な相違を明確にすることを試みる事である。この第二の問題は二十一世紀を迎えた今日において日本という国家のアイデンティティーとは何かを考えさせるものである。そこで啓十郎の主張がどこまで実現しているか、そして漢方の将来はどうあるべきかについても考えてみた。本書では陰陽虚実など漢方の基本的病態生理の考え方や具体的に漢方が役だった症例などは割愛した。これらの詳細は拙著『和漢診療学―あたらしい漢方』（岩波新書）、あるいは『症例から学ぶ和漢診療学』（医学書院）をご参照頂きたい。

本書は医師、薬剤師はもとより、医学教育を担う医学部、医科大学の指導的立場にある方々、文部科学行政、厚生労働行政に携わる皆様、そして何よりも漢方や生薬研究に取り組んでいる諸氏に期待する心構えと覚悟についてメッセージを送る次第である。

なお、啓十郎を嘆かせた西洋医学崇拝の世相がどの様にして形成されたのかについての調査結果は本書と同時出版する『明治維新・漢方撲滅の真相』に記したので参照頂きたい。漢方撲滅、それは明治天皇のご意向をも裏切る凄まじいものであった。

令和三年　立春

寺澤捷年識

目次

第一章　和田啓十郎の生涯と時代的背景

第一節　その生涯と業績の概観

まず初めに和田啓十郎の生涯のあらましを記し、その人生が極めて行動力旺盛で充実したものであったことを記してみたい。

・明治五（一八七二）年に長野市松代町に、旧松代藩士の次男として生まれた。

〇明治十（一八七七）年。西南の役。

〇明治十一年。東京府立脚気病院設立。

〇明治十二年。漢方医術存続運動「温知社」結成。

〇明治二二年。大日本帝国憲法発布。

・明治二四（一八九一）年。松本市の長野県尋常中学校を卒業（二十歳）。

〇約一年間、曹洞宗の禅門で修行。

・明治二五（一八九二）年。済生学舎に入学（二十一歳）。

◎在学中に漢方医・多田民之助に師事。

〇明治二七年七月―二八年四月。日清戦争。

○第八回帝国議会（明治二八年二月六日）において漢方存続の請願が否決された。

・明治二九（一八九六）年。医術開業試験後期実地試験に合格。

〔註〕この医術資格試験は前期試験、後期試験そして実地試験があり難関であったが、啓十郎は四年で合格した。しかも驚くべきことに、この頃までに漢方の臨床的知識を高いレベルで修得している。野口英世は啓十郎より四歳年少で、明治三十年に済生学舎に在籍している。

・同年に東京府下谷区仲御徒町で開業（二十五歳）。

・明治三二（一八九九）年。故郷に戻り開業（二十八歳）。

・明治三四（一九〇一）年。『東西医法比較研究・伝染病治療対照』を著す（三十歳）。

〔註〕漢方と西洋医学のパラダイムの調和・融和の理念を確立している。この草稿は公刊されていない。

・明治三五（一九〇二）年。『東西医法比較研究・巴豆及応急三剤』を著す。この草稿も公刊されていない。

・明治三七（一九〇四）年。日露戦争勃発。医院を閉鎖して軍医として志願。
中国遼東半島の野戦病院に赴任し、眼病を得て約一年後に帰国。東京衛戍病院に勤務し退役。勲六等正八位に叙せられた。

〇明治三八年九月。ポーツマス条約により終戦。
・明治三九（一九〇六）年。東京青山南町に内科医院を開業（三十五歳）。
・明治四〇（一九〇七）年。日本橋区浜町に移転開業。
・明治四三（一九一〇）年。『医界之鉄椎』の初版本を南江堂から自費出版。
・同年、『漢方ト洋方』を出版（三十九歳）。
〇明治四四年。中国において辛亥革命が勃発。
◎この直後から湯本求眞を指導。直接の面授でなく書簡の往復であった。
・大正四（一九一五）年、『医界之鉄椎』増補第二版を発行。
・大正五（一九一六）年。四十五年の一生を閉じた。
この間、特に再上京の後には漢方撲滅政策の主役であった石黒忠悳と長谷川泰に対して漢方再認識の必要性を説き、その復権に努力している。

和田啓十郎の東西医学に対する態度は、西洋医学と漢方の併存的協調にこそ日本国の医療の独自の道があるということで一貫している。

愛国というコトバには二つの立場があって自国の優位性を主張する国粋主義（nationalism）と自国そのものに誇りを持つ愛国主義（patriotism）があるが、啓十郎は熱き patriot であったとわたくしは考える。

〔参考文献〕

・和田正系、和田啓十郎遺稿集　医道の日本社　横須賀　一九七九

・和田正系、「医界之鉄椎」を巡って（五）．漢方の臨床　一九六二；九巻第五号：三六―四一（四一頁）

・近現代史研究室、学び直す日本史　ＰＨＰ研究所　二〇一一

第二節　思想の源泉・信州松代藩の気風

和田啓十郎の生涯にわたる漢方に対する情熱とその復権に捧げたエネルギーの源泉の一つは生誕地の精神的風土が大いに影響したとわたくしは考えている。

啓十郎の父は松代藩士・和田牧治、母の名はりやである。父・牧治の生没年は文政五（一八二二）年―明治二十一（一八八八）年である。啓十郎はその父が五十歳の時に産まれた次男であった。長兄は貞次郎で安政四（一八五七）年に生まれ昭和四（一九二九）年に没している。この他に姉が五人おり二男五女の次男である。貞次郎は父亡き後、和田本家の当主として啓十郎の終生の理解者であり、支援者であった。

松代藩士の一般的精神を端的に言えば「体制・時流に迎合せず、独立独歩、自ら信じ選択した道を自らの責任で貫き通す」という生き方である。現代の用語で云えば「同調圧力に屈せず同調志向を拒否する態度」ということができる。

これは松代藩・真田十万石の歴史の中で培われてきたものである。信州上田の真田氏一族は関ヶ原の戦いに際して複雑な動きをしている。すなわち後に初代松代藩主となった真田信之は東軍に加わり、弟の信繁（幸村）は秀吉の恩顧を得ていたことから西軍に加担している。信之が東軍に加わった理由はその妻が徳川の重臣・本多忠勝の娘であったことによる。徳川幕藩体制の確立の後に真田信之は上田藩から松代藩に移封され、外様大名の扱いであった。しかし西軍の真田信繁の武人としての高い評価と本田忠勝の娘との縁を背景に特異な地位を占めており、譜代大名との姻戚を結び、これを土台に八代藩主に松平定信の次男を迎えた。真田幸貫（一七九一—一八五二）がその人である。

幸貫が老中に就任したことから真田家の家格も上がり、譜代席に移された。幸貫は老中として中国アヘン戦争を教訓として海防に関する詳細な施策を練っている。藩政においても殖産興業、文武奨励に勉め、佐久間象山を抜擢し幕府の職務に関する調査研究に当たらせた。松代藩はこのように譜代と外様という二項対立の合間にあって独自の道を歩んでいた特異な藩であった。

この特異性が、「同調圧力に屈せず同調志向を拒否する」という精神的風土をこの地にもたらしたのである。

大政奉還により明治維新政府が誕生し、新政府から松代藩の武装解除の使者が来た（一八七三年）。その使者役を務めたのが後の陸軍大将・乃木希典少佐であったが、大砲を含めた銃砲・弾薬の保有数が莫大で信州全ての他藩の合計よりもその数量が多かったと『松代町史』は記している。象山も松代藩の費用で長崎に舶載された高価な洋書を多数購入して貰い研究の成果を挙げている。さらに幸貫は藩校「文武学校」を創設している。この様な比較的裕福な藩財政はそれより百年ほど以前に為された奇蹟的な行・財政改革の成功に依るものであり、その改革を成功させた家老・恩田杢民親の行状が『日暮硯《ひぐらしすずり》』として遺されている。この書に記されている行・財政改革の根幹は藩が上意下達で物事を推し進めるのではなく、領民と共に藩政が歩むという近代化思想であった。修正資本主義という用語があるが、修正封建主義とも呼べるガバナンスの形が松代藩には根付いていたのである。

〔参考文献〕
・松代町史復刻続町史刊行会　長野市松代町・上巻　一九七二　五三八―五四三
・奈良本辰也　日暮硯　講談社　東京　一九八七

・笠谷和比古　真田松代藩の財政改革　吉川弘文館　東京　二〇一七

第三節　啓十郎を啓発した佐久間象山の思想

明治維新の功労者として吉田松陰が第一に挙げられるが、それは伊藤博文、山県有朋など明治の元勲を松下村塾で育成したからであろう。しかし、この吉田松陰の師が佐久間象山（一八一一―六四）であることは意外に知られていない。高杉晋作、勝海舟、坂本龍馬なども象山の弟子である。

幕府老中となった藩主・幸貫の命を受けて象山は中国アヘン戦争（一八四〇―四二）の詳細な調査研究を行った。当初は英文の資料が中国語に翻訳されたものを読み、次いでオランダ語に翻訳された資料を調査したが飽き足らず、ついに英語を習得して英語資料を原文で調査するに至った。そこで彼が悟った事は英国、フランスをはじめとする欧米列強の工業力、軍事力および作戦能力が想像を絶して強大なものであり、これを知らずに「攘夷」を安易に主張することはできないということであった。

当時にあって、欧米諸国について象山ほど深く理解していた者はいなかったであろう。象山は「世界の中の日本」を政治・経済・軍事の面で明確に理解していた唯一の日本人であったとわたくしは考えている。彼の主張は日本が欧米列強の植民地とならないためには皇室と幕府の二元支配を一元化し、国防力を挙国一致で強化し、諸外国と対等な立場で開国するというものであった。そのためには諸外国の実情を現地視察する必要がある。この考えから吉田松陰のペリー艦隊による密航(一八五四年)を支援したのである。

不幸にもこの密航の企ては不成功に終わり、象山は教唆の罪で入牢した。しかしそれまでの調査研究の実績と藩主の助命運動によって、国元での蟄居という処分を受けた。この結果約七年間を松代の地で過ごしたが、このことは松代藩の国元の藩士にとっては非常に幸いなことで、藩校「文武学校」において象山から直接に銃砲の理論と実技あるいは思想教育を受ける機会を得たのである。

象山は江戸小伝馬町の獄中での反省を元に『省諐録《せいけんろく》』を著している。省諐録とは「あやまりををかえりみる」という意味であるが、本書には対外的危機をいかに乗り越えるかが極めて論理的な態度で記されている。本書の訳注者・飯島忠夫は訳注文の末尾に「象山の生涯が私たちを打つのは、彼が自己の責任において一つの使命観を選びとり、愚直なまで忠実にその使命の実現に邁進した点にある。彼の偉大さについて云々する人たちのうちで、象山在世中に彼を白眼視したり圧迫したりした人々と精神において同類でないと断言できる人が、はたしてどれだけいるであろうか。」と記し、訳注を結んでいる。

この文章の主語を象山から啓十郎に替えることが充分に可能であるとわたくしは考えている。

話を象山に戻そう。その当時、「攘夷論」が一世を風靡していたことは今日のわれわれの想像を絶しており、福沢諭吉は『福翁自伝』に使節団の一員としてアメリカから帰国した自分自身が攘夷派による暗殺の標的になることを恐れていた様が記されている。咸臨丸による遣米使節は一八六〇年一月に浦賀を出航し、五月に帰国している。吉田松陰の密航事件のわずか六年後のことであった。

この象山が松代に蟄居していた際に、啓十郎が後に接近する石黒忠悳が象山を訪問している。その著『懐旧九十年』には十九歳の折に象山を訪問した顛末が尊崇の念を以て七頁にわたって記されている。〔象山先生訪問第一日・二日〕の一部を引用してみたい。〔ルビは著者が付した。〕

☆

象山先生の風采は、顔は色白く、髭《ひげ》は黒く長く、目は大きくて烱烱《けいけい》人を射る目付きで、白襟《しろえり》の重ねに丸三ッ引の黒紋付を著し、朱鞘《しゅざや》の短刀を側へ引附けておられました。初対面の挨拶を申しますと、先生は第一に訪問の用向きを尋ねられた。（中略）私は先生に向かってこう申しました。「私は先生の泣顔を拝見に出ました。」

すると象山先生は私を見詰められたから。そこで私は重ねてこう述べました。「私はかつて中之条におりましたので、上田と小諸との間の大石村の路側で、先生の御撰文で、かつお書きになった力士《りきし》雷電の碑文を毎々拝見し、敬服しておりますので今にその全文を暗記しております。」と言ってそれを誦《そら》んじ。この碑文の終りにあります『今、予雷電のためにこの碑に識《しる》して、またまさに殆《ほとん》ど泣かんとするなり』というその御顔を拝見に参りました。」と申しました。

先生は「面白い。面白い。」と首肯《うなず》いて微笑されました。（中略）

足下《そっか》らも尊皇論を唱導するからには、かくの如きこと（※）まで思い及ばねばならぬ、と懇々訓《おし》えて下さいました。

〔註〕※大政奉還が為されれば武士は職を失うことになること。

象山は一八六四年に罪を解かれ、公武合体論に関して一橋慶喜の招きを受け急遽上洛したが、攘夷派の刺客によって暗殺された（享年五十四歳）。

☆

これはわたくしの推測であるが、啓十郎が日露戦争を契機に再上京した後、漢方撲滅の首謀者・石黒忠悳男爵に接近した際に、「象山先生のおられた松代藩の士族」であることは有利に働いたものと考えている。

象山の活動は多岐にわたるが、彼の生き様を象徴する出来事を一つだけ記して見たい。藩主・幸貫が幕府の海防掛に任じられていたことから、象山はアヘン戦争を教訓として沿岸警備体勢の急務を「海防八策」の上申書としてまとめ、藩主を経由して将軍に提出しようと企てた。ところが、この上申書には「軍艦の保有が喫緊の課題であること。銅の輸出を停止し、その銅で大砲を多数鋳造し要所に砲台を設けること。各地に学校を作り教育を盛んにすることなどを記している。象山は明確に外国の侵略を想定し、これに対応する具体策を建言したのである。しかしその策が現実と余りにかけ離れていたために、採用されることはなかった。

和田啓十郎も石黒忠悳や長谷川泰に直談判し、あるいは乃木希典大将に直接上申書を送るなどの行動を起こしているが、象山の憂国の情に根ざした一途な行動様式とその精神性において極めて類似していることに、わたくしは非常な興味を覚えるのである。

そして啓十郎の父は直接に「文武学校」を通して象山の教えを受けたと考えている。そのことについては正系の伝記も啓十郎の著作も触れていないが、このたび和田氏一族の墓所の近傍にある名立神社に和田弘右衛門の『旌徳碑《しょうとくひ》』を見いだした。この顕彰の碑文によって、和田一族が象山と極めて親しい間柄であったことが裏付けられた。和田一族は総本家と上中下の三本家から成り立つが、啓十郎は上本家、弘右衛門は中本家の人物で遠縁に当たる。墓域は同一である。

☆

旌徳碑

學勉實践一郷化之風俗歸厚者余聞其人
衷齋翁是也翁名景重稱弘右衛門衷齋其
號又號若葉園信濃國更級郡有旅村小出
某次子出嗣牧島村和田氏自幼好學脩経
典精禮法善國詩及書札郷里皆從學焉爲
人忠直弘毅孝舅姑慈門人誠意懇到而能
通世務闔村百事皆決於翁翁初從松代藩
相鎌原桐山而學後師佐久間象山象山大
親愛之及二師亡祭其靈於考妣靈側朝夕
拜奠盡如在之禮焉明治元年王師北征翁
為藩參謀書記抵北越五年詔海内建小學
翁乃與村人謀設一校勉校務九年如一日

所得俸金皆充校費今年七十二健康猶壮
未曾用醫薬兩子四孫繩繩承歡一家輯睦
庭無違言云頃翁門人來曰村人将胥謀建
碑旌翁徳謁子撰文因爲余語如此嗚呼果
如其言則古所謂郷先生可祀於社者非邪
明治十七年五月
東京大學教授　南摩綱紀撰
春□保行謹書□□
□相爲信刻

〔碑文訓読〕

學んで實践に勉め、一郷之に化し、風俗厚きに歸する者、余聞く、其の人東齋翁是れなりと。翁名は景重、弘右衛門と稱す。東齋は其の號なり、又若葉園と號す。信濃國更級郡有旅村、小出某の次子なり。出でて牧島村の和田氏を嗣ぐ。幼自り學を好み、経典を脩め、禮法に精《くは》しく、國詩及び書札を善くし、郷里皆従學す。人と爲り忠直弘毅、舅姑に孝に、門人を慈しみ、誠意懇到す。而して能く世務に通じ、闔村の百事皆翁に於いて決す、翁初め松代藩相の鎌原桐山に従つて學び、後に佐久間象山を師とす。象山大いに之を親愛せり。二師亡するに及び、其の靈を考妣の靈の側に祭り、朝夕拜奠して如在《じょさい》の禮を盡くす。明治元年王師北に征し、翁、藩の参謀・書記と為りて北越に抵《いた》る。五年海内《かいだい》に小學を建てんことを詔《みことのり》す。翁乃ち村人と謀つて一校を設け、校務に勉むること九年一日の如く、得る所の俸金皆校費に充つ。今、年七十二にして健康猶ほ壯のごとく、いまだ曽て醫薬を用ひず。兩子・四孫、縄縄として承歓し、一家輯睦して庭に違言無しと云ふ。頃《このごろ》、翁の門人來りて曰はく、村人将に胥《みな》謀つて碑を建て翁の徳を旌《あらは》さんとし、子《し》の撰文を謁《こ》ふ、と。因つて余の爲に語ること此《か》くの如し。嗚呼、果して其の言の如くなれば、則ち古謂ふ所の郷先生、社に祀るべき者に非ずや。

☆

ここで顕彰されているに和田弘右衛門は碑文が書かれた明治十七年に「仝年

七十二」と記されており、生年は一八一三年であることが分かる。象山の二歳年少で、象山を師と仰ぎ親しい間柄であったことが「鎌原桐山に学び、後佐久間象山を師とす。象山大いに之を親愛せり」と記されていることから理解される。またこの碑文の台座には「門生中」とあり、門下生一同による建立である。和田弘右衛門は地元に小学校を建設し、教育に尽力したことが顕彰されているが、恐らくは家塾で鎌原桐山から学んだ経書（儒教の経典）の講義、あるいは象山の哲学などを地元民に教育していたと推測される。明治十七年は啓十郎十三歳の出来事であった。

なお、碑文を撰した南摩綱紀《なんまこうき》（一八二三―一九〇九）は会津藩士で象山が江戸で開いた砲術塾の門下生であり、会津日新館の蘭学講師を務め、維新後は東京大学教授、高等師範学校校長を歴任した人である。

〔余話〕

一、啓十郎の名前の由来について、父親が象山の幼名・啓之助、諱《いみな》の「啓」から一字をもらい受けた可能性があると考える。「啓」は『詩経』に「東に啓明あり」

と記されており、明けの明星を意味する。象山の字《あざな》は「子迪」であるが、啓十郎は「子真」を名乗っている。字に「子」を用いるのは稀なことで、啓十郎も父親（象山より十一歳年少）を通じて象山の生き様の偉大さを熟知していたものとわたくしは考えている。

二、象山はアヘン戦争の詳細な研究を行い藩主・貫幸に上申し、これが幕閣に報告されたが、イギリスの中国侵攻の前段階に阿片の売り込みがあったことを明確にした。そこで、江戸幕府も維新政府も阿片の輸入を医療用以外では禁止した。これによって日本は阿片中毒の蔓延を阻止できたのである。

〔参考文献〕

・松代町史復刻続町史刊行会　長野市松代町・下巻　一九七二　五九二―五九六
・奈良本辰也、左方郁子　佐久間象山　清水書院　東京　二〇一四
・大平喜間多　佐久間象山伝　宮帯出版社　京都　二〇一三
・福沢諭吉　福翁自伝　岩波文庫　東京　一九七八　一四〇―一四二
・奈良本辰也　日暮硯　講談社　東京　一九八七
・笠谷和比古　真田松代藩の財政改革　吉川弘文館　東京　二〇一七

・佐久間象山著・飯島忠夫訳注　『省諐録』　岩波文庫　東京　一九四四
・福沢諭吉　福翁自伝　岩波文庫　東京　一三九―一四一
・石黒忠悳　懐旧九十年　岩波文庫　東京　一九八三　九九―一〇一
・石川忠久。新釈漢文大系・『詩経』・中、明治書院、東京　一九九八　三七五

第四節　なぜ漢方に情熱を注ぐことになったのか

和田啓十郎がどの様な理由から「漢方」に興味を抱いたのかは最大の関心事である。この答えは『医界之鉄椎』の緒言の冒頭に記されている。（旧字を通行字に改め、ルビを付した）

☆

余、六七歳ノ頃一難患者ノ生ズルアリ。其病悪性痼疾《こしつ》ナリケン治癒セザルコト凡《およ》ソ五六年。其間医ヲ換フル者凡《およ》ソ十有余名。或ハ診ヲ漢医ニ托《たく》シ。或ハ治ヲ洋医に委シ。近キハ数里、遠キハ十数里ニ迎フ。皆地方ノ所謂《いわゆる》名医ナリ。薬ヲ服スルコト短キハ一年有余。遂《つい》ニ套管針《とうかんしん》ヲ以テ腹部ノ蓄水ヲ穿出《せんしゅつ》スルコト四五回ニ及ブ。然《しか》レ共僅《わずか》ニ一時ヲ糊塗《こと》スルノミ。一モ確実ナル効果ノ頼ムベキ者アルヲ見ズ。

或人嘗《かつ》テ医ヲ薦《すす》ムル者アリ曰《いわ》ク。「某ノ医、漢方家ナリ家貧シクシテ病客少シ。然レドモ技術神ニ入リテ奇効頗《すこぶ》ル多シ。貴家ノ病者ノ如キハ彼必ズ能《よ》ク之ヲ治セン」ト。然レドモ余ガ家人、医ノ蓬頭《ほうとう》、弊衣《へいい》、草鞋《わらじ》ヲ穿《うが》テルヲ見テ之ヲ侮《あなど》リ。遂《つい》ニ迎ヘズシテ止《や》ミヌ。医ヲ換《か》フルコト十数名。年ヲ経ルコト六年余ナレドモ。一ノ治効ナクシテ羸痩《るいそう》益加《くわ》ハリ腹脹愈《いよいよ》甚シカリケレバ。病者其到底《とうてい》立ツ能《あた》ハザルヲ悟《さと》リ。死ヲ決シテ治ヲ某漢医ニ托センコトヲ商《はか》ル。此ニ於テ家人ノ議論漸《ようや》ク定リ。遂ニ治ヲ某漢医に托セリ。服薬半歳許《ばかり》ニシテ病大半《たいはん》ヲ治シ。後一年許ニシテ全ク癒《い》エヌ。

余、当時年僅《わずか》ニ十余歳。固《もと》ヨリ医ノ良否ヲ知ラズ。況《いわ》ンヤ薬剤ニ於テヲヤ。然レドモ此時小童《しょうどう》タル著者ガ脳底ニ深刻セラルタル一事アリ。即《すなわ》チ良医トハ光リタル車ノ謂《いい》ニモアラズ。診察料ノ五円十円ナルノ謂ニモアラズ。護謨《ごむ》製、金属製、器械ノ謂ニモアラズシテ。徒歩穿鞋《せんあい》ノ貧医ト雖《いえど》モ。難治ノ病ヲ易治《いち》シ。以テ病者ヲシテ一日モ早ク健康ノ地位ニ復セシムル者ノ謂ニシテ。而シテ良薬トハ。洋薬ニモアラズ漢薬ニモアラズ。珍珠金箔《ちんじゅきんぱく》ノ類ニモアラズ。牛溲馬勃《ぎゅうそうばぼつ》ニモアラズシテ。真個《しんこ》適応セル配剤ノ謂ニアルコト是《これ》ナリ。

由《よ》ツテ私《ひそか》ニ思ヘラク後日若《も》シ医タルヲ得ナバ。願クハ漢方医術の妙処《みょうしょ》を探求セント。

☆

明治十五～十七年頃の和田家での出来事で、姉の難病がみすぼらしい格好をした風采の上がらない漢方医に救われたのである。啓十郎が十余歳でのこの実体験が「漢方医術」に目を開かせ、彼の一生を決定したと考えて良い。感性の鋭い理知的な少年であったことがわかる。

第五節　長野県尋常中学校入学と卒業のころ

ところで、厚生省医務局が編纂した『医制百年史』によると、「医制が発布された明治八（一八七五）年当時、全国で西洋医師は五二〇〇人、漢方医は二三〇〇〇人。そのうち漢方医のなかで一定の履歴を有する者には無試験で開業免許（一代限りの免許）が与えられたが、新規に医師開業免許を得るためには解剖学や生理学などの西洋医学の試験が課せられるようになった。」と記されている。

つまり、この様な素晴らしい漢方医が一代限りの医師として暫定的にこの世に存在しており、近い将来には漢方医術は消え去る運命にあることをその後、恐らく中学校で将来の進路を検討した際に知り、その事が啓十郎の心を愈々燃え立たせたとわたくしは確信している。松代藩士の心意気そのものである。

ところが、小学校を卒業すると、啓十郎は数里を隔てた稲荷山町の呉服商に小僧に出された。丁稚奉公である。

この背景には和田家の経済的理由があったとわたくしは考えている。廃藩置県によって失業した武士たちには中央政府から「秩禄給与」が与えられた。これは「公債」で支給され、その利子のみが現金で支払われた。この他に「帰農法」も採用され、武士に農地を与える方法も為された。確かな証拠はないが、現在の和田本家は豪農であることを考えると、松代藩和田家には「帰農法」が適用された（選択した）と推測される。

しかし、先に記した病人の長期にわたる医療費、あるいは姉達の婚姻などに伴う諸経費は莫大であったと推測され、啓十郎の中学校への進学は資金的に支えられなかったのではなかろうか。診療費が五円・十円と記されているが、日本銀行によると、明治十年当時の一円は現在（二〇二一年）の三万円～七万円に相当するという。往診を依頼した医師には一人につき現在の五十万円前後の謝礼を要したのである。

さらに長野県の中学校は当時、松本尋常中学校（現・松本深志高校）のみであり、自宅からの通学は不可能であったことも指摘できる。

本書の第一節に記したように、啓十郎は中学校を二十歳で卒業している。七歳で小学校に入学し、六年後は十三歳。中学校は五年制であったから、順調であれば十八歳で卒業することになる。この様に考えると呉服商での丁稚奉公は約二年間であったことが分かる。

啓十郎は「自分は商人には不向きである。一族に和田弘右衛門のような立派な教育者もおり、何としてでも学問をして身を立てたい。」と考えたのである。丁稚奉公で些かの学費も用意できた。この希望を父親と十六歳年長の兄・貞次郎に申し出たのである。このようにして啓十郎は松本の中学校に入学したのであった。父親とは明治二十一（一八八八）年、中学在学中に死別している。

後に啓十郎は信州出身の画家・書家である中村不折と親友になるが、不折もまた丁稚奉公の経験の持ち主であり、互いに深く理解しあえるものがあったとわたくしは考えている。

また、これも第一節に記したところであるが、中学校卒業の一年後に済生学舎に入学している。この一年間の空白期間について嗣子・和田正系は「精神的な悩みを持ちキリスト教や禅宗に接近し、禅では托鉢修行までしている」と記している。

松本市に現存する禅宗の寺院は全て曹洞宗の寺院である。道元禅師は只管打坐を説いている。禅の奥義を語る資格はわたくしにはないが、啓十郎は後に雅号に「無莫」を名乗っているのは禅の修行と無縁ではないと考える。その理由は『医事或問』の医論は禅門での「無」の境地に通じるからである。『医事或問』全文の現代語訳を附録として巻末に掲げた。

〔余話〕

この一年間の空白は自活して学費を得ながら医学を学ぶ道を摸索していたと想定している。官立医学校ではこれは不可能であった。さらには「漢方」を修得する公的な道が閉ざされているという現実を知ったからではないかと推測している。

また、啓十郎は雅号を「無莫」と称したが、これは『論語』の「君子之於天下也無適也無莫也」からとったものであろうと、和田正系は記している。「断じてこうしないと頑張ることもない」と翻訳されている。吉益東洞は『医事或問』において「生死は知らぬ」「万病一毒」と主張したが禅で言う「本来無一物」に通じる思想であることを指摘しておきたい。

〔参考文献〕

・落合弘樹　秩禄処分　中公新書　東京　一九九九
・厚生省　医制百年史　ぎょうせい　東京　一九七六
・和田正系.「医界之鉄椎」を巡って（六）. 漢方の臨床一一九六二　九巻
第六号：：三三七―三四七（二九―三九）. 三六頁
・和田正系.「医界之鉄椎」を巡って（一八）. 漢方の臨床　一九七七：二四巻
第十一号：六七七―六八三（三七―四三）. 三八頁
・吉田賢抗著：新釈漢文体系1，論語、明治書院、二〇〇六　九四

第六節　済生学舎への入学と漢方

明治二十五（一八九二）年、和田啓十郎は医師の資格を得るために済生学舎に入学した。啓十郎にとって最終目標である漢方医術を実行するには、医師開業試験に合格しなければならなかったからである。

済生学舎は長谷川泰が明治八（一八七五）年に創設した医師養成機関である。この長谷川泰（一八四二―一九一二）は越後長岡藩の軍医であったが、父・宗斉の下で漢方を学び、一八六二年に江戸に出て英語、西洋医学を学んだ。転じて佐倉順天堂の佐藤尚中に西洋医学を学び、一八六六年に幕府西洋医学所で外科手術を修めた。この時の同期生に石黒忠悳がいた。石黒忠悳は長岡に隣接する小千谷市の出身である（正確には福島県郡山市で生育したが、幼少時に両親と死別し、叔母を頼って小千谷に赴き石黒家の養子となっている）。長谷川泰は北越戊辰戦争では長岡藩の軍医として従軍し河井継之助の最期を看取った。この戦争の際に泰は父親と家族を石黒忠悳宅に避難させている。

維新後は相良知安の弟の推薦で大学東校少教授に就任。その後、大教授、そして校長となった。このような経歴を持つ長谷川泰が済生学舎を設立するに至った経緯は唐沢信安著『済生学舎と長谷川泰』に詳しい。これによると、その創設に至るまでには外国人教師、文部省そして大学東校三者の激しい軋轢があったことがわかる。その概要を以下に記してみたい。

プロシャから招聘した外国人教師が来日した当時の大学東校校長は佐藤尚中であった。当時ドイツ本国の医学界では自由主義的教育が主流となっていたが、ホフマンとミュレルは「軍医学校」の厳格な教育方針を大学東校で採用した。文部省は極めて強い権限を外国人教師に与えていたので、この両人は校長であった佐藤尚中に相談することなく、約二〇〇人の医学生を不適格者として退学処分としたのである。怒った尚中は校長を辞職し、大学を追われた医学生を救済するために「済衆舎」という医学校を設立した。

これより先、佐藤尚中は校長を辞職するに当たり後任に長谷川泰を校長にした。この際、大学東校は名称を「第一学区医学校」に改めている。泰が校長に就任した約一ヶ月後に部下の大学会計の不正疑惑に連座して収監されていた先輩の相良知安が社会復帰したので、泰は校長の地位を知安に譲り、自らはその補佐役を務めた。しかし文部省は相良知安を排除する方向で動き、その前段階として長谷川泰を長崎医学校校長に転出させた。所謂左遷であった。事実、この長崎医学校は「台湾の役」のために臨時に設置されたもので、終戦に伴い赴任後三ヶ月で免職となっている。

折しも佐藤尚中が病気で倒れたために、長谷川泰は急遽「済生学舎」を創設し、「済衆舎」の医学生を引き受け「西洋医の速成」をめざすことになったのである。大学東校が外国人教師によって余りにも厳格な教育方針を採用していたのに反撥する気持を抱いたということが有ったのであろう、長谷川泰は自由主義を尊重する教育姿勢で教育に当たった。この医学校の自由な教育方針とカリキュラムの実像が和田正系によって『漢方の臨床』誌に連載の形で記されている。この証言は父・啓十郎から直接聞いた話であるから信憑性が高い。

これによると、極論すればこの医学校（済生学舎）は医術開業試験に合格するための学校であったので、基礎医学や臨床医学、物理化学などが並列的に開講されており、学期や学年試験もなく、学生は自由にそのいずれかを選択することが出来たという。卒業年限もなく、別途、生活の糧を得ながら通学することも可能であったということである。
啓十郎は松本中学校卒業の後に、済生学舎のこうした自由な教育を知り最適の医学校として済生学舎を選択したものと考えて良い。事実、入学後に漢方医・多田民之助の食客となって漢方医術の勉強もしつつ、併せて医術開業試験のための勉強もできたのである。

〔参考文献〕
・唐沢信安　済生学舎と長谷川泰　日本医事新報社　東京　一九九六
・和田正系．「医界之鉄椎」を巡って（一八）．漢方の臨床　一九七七：二四巻第十一号：六七七―六八三（三七―四三）．
・和田正系．「医界之鉄椎」を巡って（一九）．漢方の臨床　一九七七：二四巻第十二号：七四一―七四七（三七―四三）．
・和田正系．「医界之鉄椎」を巡って（二〇）．漢方の臨床　一九七八：二五巻第一号：三五―四一（三五―四一）．
・和田正系．「医界之鉄椎」を巡って（二一）．漢方の臨床　一九七六：二五巻第二号：九九―一〇七
・和田正系．「医界之鉄椎」を巡って（二二）．漢方の臨床　一九七八：二五巻　第三号：一六五―一七三

第七節　漢方の師・多田民之助をめぐって　尾台榕堂の弟子であった可能性について

不思議な事に和田啓十郎の著作に漢方の師匠である多田民之助の名前は出てこない。その師が「多田民之助」であることは嗣子・正系の一文から判明したことである。和田啓十郎はその死の直前の数ヶ月は臥床しており、息子・正系にさまざまな事を言い残している。これをまた精緻に記録・記憶していた正系もさすがであるが、その中で多田民之助の名前が出てくるのである。

それでは啓十郎にとって多田民之助は単なる一介の師に過ぎなかったのであろうか。答えは「否」である。それどころか、民之助を終生尊崇して止まなかった。そのことは和田正系の娘・耀子の随想集『多田良抄』にこう記されているからである。「和田家の過去帳には父母など祖先と共に多田民之助の命日を啓十郎が自筆で記している」とある。そして正系も多田民之助の祥月命日には丁寧に礼拝したことも記されている。これは師匠の多田民之助からただならぬ恩顧を得たことの証左であろう。

和田正系が作成した啓十郎の年譜と、『漢方の臨床』誌の記述を引用する。

☆

〔年譜の記述〕『和田啓十郎遺稿集』

明治二十五年十月

東京医学専門学校済生学舎（校長長谷川泰）に入学す。この年東京の古書肆に於て吉益東洞の医事或問を得、熟読数回、大いに感動して古医方に一身を捧げんことを決心した。爾来一生を通じて深く東洞翁に私淑し所謂古方医学を以て根拠とした。

この年十月より翌二十六年三月まで漢方医多田民之助なる人に食客となって師事した。深く多田氏の医術と人格とを敬慕したが当時漢方医の形勢益々非にして此師弟は共に飢えんとしたこと屢々であったという。よって多田氏は一時東都を引挙げて郷里に赴かるることになった。

☆

〔『漢方の臨床』誌〕

和田啓十郎が東京に出て実際漢方を学んだのは多田民之助という漢方医で、この人のもとに門弟兼食客となって同居した。この多田という人は世間的には無名の漢方医であったが、一種の奇人で頗る操守が高く、貧乏生活をしながら平然としていた。この師弟二人は時々食う米がなくなり、それでは少し病家廻りをして来ようかなどと、師匠が薬籠を携えて往診に出かけ謝礼を貰って帰って来る。弟子はそれで米を買って来る。小説にでも書きたい生活をしたのであるが、この人の治療態度とか医学精神とでもいうべきものが、唯一人の弟子であった和田啓十郎に非常な感激を与えたのであった。

☆

もしも啓十郎が現在の日本漢方復興の最大の功績者と称賛されるとすれば、この「多田民之助」という漢方医の評価をないがしろにすることはできない。

啓十郎を吉益東洞になぞらえれば、多田民之助は松原一閑齋に相当する。このような比喩を用いる理由は吉益東洞が万病一毒の理念を形成して上洛したのであるが、具体的な方証相対による診療の実際は松原一閑齋の臨床から学んだからである。

この師匠・多田民之助との出会いが啓十郎の漢方医術の臨床能力の向上に決定的な影響を与えたものとわたくしは考えている。啓十郎が古書店で見いだした吉益東洞の『医事或問』を附録に掲げたが、これは医療哲学を論じたものであるから、何度読んでも具体的な「方証相対」の実際、言い換えれば診療の実力は身につくものではないのである。

啓十郎が『医事或問』を熟読した後に、漢方医術の師匠を探し求めたことは容易に想像出来る。二十一歳の青年・啓十郎は師を求めて幾人かの漢方医と面談したに相違ない。その中で啓十郎が「この人が本物だ」と認定したのが多田民之助であったのである。

以上の経緯から言えるもう一つの事は、中学校卒業後の一年間、悶々として人生を考えていた折に、医師を目指すことを決意し、済生学舎を選んだが、漢方医術をどの様にして学ぶかの具体策は見いだせていなかったのである。それが『医事或問』に出会って悟りを開いたように光が見えたということであろう。

そこで改めてこの多田民之助について考えたところ、幕末の名医・尾台榕堂の門人であったと推論するに至った。その根拠を掲げてみたい。

☆

一、吉益東洞の『医事或問』に感動した青年を受容する力量を持つ古医方の実践者であった。すなわち東洞の思想と医術を深く理解していた。

二、『和田啓十郎遺稿集』（一三〇頁）に輯録されている『漢方ト洋方』に、尾台榕堂先生曰。「病に外より受くる者あり内より発する者あり云々」の文章がある。これは榕堂の『医余』を出典とする。『医余』は中国典籍の中から医学・医療に関する文言を取り集めた著作で、榕堂の著作の中でも最高レベルのものであり、通り一遍の学徒は決して手にしない。榕堂の弟子でなければ蔵書としない著作である。

三、尾台榕堂の著作『類聚方広義』からの引用が啓十郎の著作の多くの箇所に見られる。例示すると、『伝染病ト漢方治療』（遺稿集二二二頁）には『類聚方広義』の走馬湯の頭注が引用されており、また同二二六頁には「榕堂先生曰ク肺癰ハ云々」とある。各種の古典や浅田宗伯などからの引用もあるが、「榕堂先生」と、「先生」を用いる例は他にはない。

後述する『巴豆及応急三剤』（五二頁）の桔梗白散の解説に「頑痰」の用語があり、走馬湯の項には「中風吼喘」「喘鳴息迫」の用語がある。これらはすべて『類聚方広義』の頭注に見られる用語である。

四、大正四（一九一五）年の「古医方必読参考書（未完）」には、輯光傷寒論、傷寒論弁正、類聚方、建殊録、薬徴など、吉益東洞とその嗣子・南涯、東洞高弟の中西深斎、弟子・中神琴渓を挙げており、しかもこれらの大半を済生学舎卒業頃までには読破していたと推定できる。尾台榕堂の『類聚方広義』も含まれており、これについて、啓十郎は「註解詳密ニシテ能ク広ク運用セシム同集成ニ比シテ頗ル勝レリ一本ナカルベラズ」と記している。

これらの諸本を啓十郎は多田民之助の下で読破していたものと推測される。そうであるとすると、貧乏学生にこれら諸本を買い求める資金があるはずもなく、多田民之助の蔵書を借り受けるか、書写などを行なったとするのが最も蓋然性が高い。

五、尾台榕堂は明治二（一八六九）年に没している。多田民之助が二十歳前後で榕堂晩年（一八六〇年頃）の尚古堂門人であったとすると、啓十郎とは五十五歳前後で出会ったことになり、推論に矛盾しない。

☆

以上の様な理由から多田民之助は尾台榕堂の尚古堂の門人（約三〇〇人）の一人と推論できる。この推論が成立すると、尾台榕堂→多田民之助→和田啓十郎→湯本求真→大塚敬節の学問的系譜が描けることになる。これを確定するには『尚古堂門人録』にその名があればよいのであるが、この門人録は今回調査した範囲では見いだせなかった。

なお、年譜を読むと多田民之助に師事したのは最長で六ヶ月である。食客となったと記されているので、臨床の実際を診療所あるいは往診先で実際に日々学んだのである。純粋な一途な学徒にとって六ヶ月は十分な時間であったとわたくしは考える。そして更に啓十郎の優秀な点は東洞の「親試実験」（みずから実際に試すことを繰り返し、そこで得た事柄を信じる）の精神を終生持ち続け実行したことであった。

〔参考文献〕

・和田正系.「医界之鉄椎」を巡って（三）.漢方の臨床　一九六二.九巻第三号：一七三―一七九（四五―五一）.四五頁
・和田正系　和田啓十郎遺稿集・漢方ト洋方　医道の日本社　横須賀　一九七〇　一三〇頁
・大塚敬節、矢数道明編　近世漢方医学書集成　尾台榕堂3　医餘　名著出版　一九八〇　巻二、十二葉
・和田耀子『多田良抄』医道の日本社　横須賀　一九八五　四〇―四一頁

第八節　『医界之鉄椎』以前の著作の検討

『医界之鉄椎』が執筆される以前に啓十郎がどの様な文献を渉猟し、どの様な治療経験を持ってその医療思想を形成していったのかを、『伝染病ト漢方治療』、『東西医法比較研究・巴豆及応急三剤』の二書と『医界之鉄椎』の後に出版された『漢方ト漢薬』について逐次検討してみたい。

☆

一、『伝染病ト漢方治療』

『和田啓十郎遺稿集』には『医界之鉄椎』が公表される以前に書かれた著作が収録されている。これらは草稿であって、公刊されてはいない。

ここには啓十郎の最初の著述である『伝染病ト漢方治療』を紹介するが、和田正系の注記によると本書は「明治三十四（一九〇一）年九月三日稿ヲ起シ同月十六日ニ成ル」と記されており、具体的な治療経験の記述は未完成ではあるが、わずか十三日で脱稿している。その執筆に対する集中力には凄まじいものがある。

墨書された草稿の表紙には『東西医法比較研究・伝染病治療対照』と記されている。時に啓十郎は三十歳であった。

その内容は腸質扶斯（腸チフス）、赤痢。虎列刺（コレラ）、肺炎、ヂフテリア（ジフテリア）、麻疹、瘧、狐憑病である。

①腸チフスの項目を見ると、記述の構成は「名義」を明らかにして漢方の古典の記述を述べ、「症状及療法」では漢方における六病位の転変に応じた具体的治療法を記すと共に、西洋医学の視点からの合併症を臓器別に列記している。治療法については漢方治療と共に血清療法と当時殺菌・鎮痛剤として用いられたザロール（サリチル散フェニル）も有用であることが記されている。

②赤痢の項目には漢方の古典の記述を記し、具体的な漢方方剤を掲げると共に西洋医学的治療薬を記している。

特効薬は「吐根ニシテ阿片チンキ十乃至十五滴ヲ加フ。之ヲ服セシムル前リチネ油三〇、ヲ与ヘテ大抵頓挫スベシ。」〔註〕リチネ油はヒマシ油のこと。

「甘汞　初メ〇・五次デ、リチネ油前量を与フ。之ヲ三時毎ニ一二回反覆シテ

多ク頓挫セシムベシ。」（下略）

以上の様に漢方薬と西洋薬による治療法を並列的に記述している。恐らく患者の様態に応じてどちらかを選択し、十分な効果が得られない場合には、漢方薬と西洋薬の併用を推奨していると受け取れる記述である。これが和田啓十郎のいう東西医学の活用法である。この草稿には各々の疾患の末尾に「治験」の項目があり、患者の名前が複数記されているが、これは後にカルテを参照して詳細を記すつもりであったと推測され、空欄となっている。この意味でこの草稿は未完であると言える。

この草稿を総覧して分かることは漢方治療について、実に幅広く先人の文献を参照していることである。『傷寒論』、『金匱要略』は勿論のこと、『千金要方』、『外台秘要』、原南陽の『叢桂亭医事小言』、『医宗金鑑』、そして『三因方』などであり、済生学舎卒業後のわずか五年で開業医としての業務をこなしつつこれら膨大な文献を渉猟したことが理解される。その努力には敬服という言葉さえ空しく感じるほどの燃えたぎる情熱を見るのである。

〔余話〕

①チフス菌はドイツの細菌学者ゲオルク・ガフキー（Georg Theodor August Gaffky，（一八五〇－一九一八）が一八八四年に菌の培養に成功した。彼はロベルト・コッホの助手として働き、感染症の原因として細菌学の研究に従事していた。

②赤痢菌は志賀潔（一八七一－一九五七）によって、明治三十（一八九七）年に発見された。

③コレラ菌は一八五四年、イタリア人医師フィリッポ・パチーニ（Filippo Pacini，（一八一二－一八八三）によって発見された後、一八八四年にロベルト・コッホ（Robert Koch）がこれとは独立にコレラの病原体として発見した。

④ジフテリア菌の発見は一八八三年。エミール・フォン・ベーリングと北里柴三郎が血清療法を開発。その功績でベーリングは第1回ノーベル生理学・医学賞を受賞した。コリネバクテリウム属（Corynebacterium）はグラム陽性桿菌で、放線菌に分類される細菌の一属である。

⑤麻疹ウイルスの分離に成功したのはエンダースで、腎臓の初代培養細胞を

用いて成功した。一九五四年のことであった。ワクチンが開発されたのは一九六三年である。

〔参考文献〕

・和田正系　和田啓十郎遺稿集・伝染病治療対照　医道の日本社　横須賀　一九七〇　一―四九頁

☆

二、『東西医法比較研究・巴豆及応急三剤』

この草稿も明治三十四年であり、十一月十七日と記されている。前に掲げた『伝染病ト漢方治療』よりも完成度が高く『和田啓十郎遺稿集』の五十四頁―百十一頁に亘っている。なぜ完成度が高いかと言えば、具体的な治療経験の例示が為されているからである。その目次を掲げる。

☆

緒言

第一章　巴豆論

第一節　現時ノ巴豆説
第一　性状
第二　生理的作用
第三　医治作用
第四　用量用法
第二節　現時ノ巴豆応用
第三節　往時ノ巴豆説
第四節　往時巴豆応用経歴
第五節　巴豆ノ救急的作用ト莫比ノ救急的作用
第六節　巴豆及漢法ノ応急剤

☆

第一章は右のようになっており、次いで「巴豆」を主薬とする備急円、桔梗白散、走馬湯が同様の記述順序で論じられている。わたくしが特に注目したのは桔梗白散の記述の中に「健康人ニオケル現象」と題する一節があり、自らが服用した結果を記している点である。まさに、親試実験の精神の発露である。

☆

第一　健康人ニ試ムルニ

一、此ノ薬剤ノ薬用量一・〇ヲ健康人即チ年齢二七歳ニシテ身長四尺五寸ヲ計リ体重拾貫八百目ヲ有スル著者自身ニ試ムルニ、服後一三十分時ニシテ胃部灼熱、搔痒ノ感アリ、微ニ嘔気ヲ催シ、次テ腹内苦悶ヲ覚エ、中等度ノ腹痛アリテ二時許ノ後便意ヲ催シ初メ大量ノ硬便アリ、次テ四五回ノ水様下痢ヲ以テシ、肛門辛烈ノ感ヲ覚ユルニ至ルノ頃下利止ミ。諸症消退ス。終テ口渇ヲ来シ、饑ヲ感ズルニ至ル。大底六乃至十時ニシテ快復ス。

☆

この引用文には二つの意味が込められている。一つは吉益東洞の云う「親試実験」の実践であり、もう一つは済生学舎卒業後二年目（二十七歳）の自分自身での実験であることである。前掲の『伝染病ト漢方治療』には漢方治療についての通常用いられる方剤が記されているが、この未完の草稿を書き終えた数ヶ月後にこの『巴豆及応急三剤』を書き起こしている。このことはより重篤で危急の局面における漢方治療の奥の手に気づき、急遽、この草稿に取りかかったと推測できる。その臨床効果も素晴らしく、多くの実際の応用例が記されている。

現在も明治期にも巴豆剤の使用は極めて稀である。それはその薬理作用が極めて激しく、辛辣である為であるが、啓十郎は果敢に挑戦している。ある意味で当時の「最先端医療」の提案であったと言える。

〔余話〕

啓十郎が本書を急遽執筆した意図は、当時、此処に掲げた感染症の治療において西洋医学は無力であったことから、漢方の再認識を医療界に求めたことである。そして第二には、本書が書かれた明治三四年は日清戦争後の三国干渉を受けていた時期であり、近い将来、日露が一戦を交えることは予想されていた。そこで啓十郎は戦地での感染症対策として簡便でかつ有効な薬剤として、この三剤を取り上げ、戦地で用いることを企図したとわたくしは推測している。日露戦争に際し、啓十郎が軍医として志願した事実からの推論である。

〔参考文献〕

・和田正系　和田啓十郎遺稿集・東西医法比較研究・巴豆及応急三剤　医道の日本社　横須賀　一九七〇　五二―一一五頁

☆

三、『漢方ト漢薬』

この著作は明治四三（一九一〇）年十二月の出版で約五十頁の小冊子（非売品）である。『医界之鉄椎』出版後の私費出版で、恐らくは『医界之鉄椎』の広報も一つの目的であったと考えられるが、内容は濃密で一般大衆に向けたメッセージが端的に記されている。その緒言を引用してみたい。

緒言

世に種々の不思議なることとあり。即ち盛なるべくして却て衰へ、衰ふべくして却て盛となり。生くべくして却て死し、死すべくして、却て生くることとあり。是れ皆不思議とも云ふべき者なり。然れ共更に仔細に観察すれば、其盛なるべくして却て衰へ、死すべくして却て生くるには、必ず夫丈の道理あることにて、其道理の知られぬ間は人呼びて不思議と為す者なり。されば深く道理を究めたる上からは世上別に不思議は無き筈なり。

然るに我々医者より観れば此処に甚不思議なることこそあれ。其は学問理論に精しき洋方にても更に効なき病を。何とも理窟の知れぬ茫漠したる漢方にて全治せるの実例に少からざること是なり。是れ果して不思議のことなるか将た当然の理なるか。此大疑問を解決せざれば、医者も迂滑とは診察も出来難く、患者も無暗に服薬も成り難かるべし。何となればば洋方にて癒らぬにも夫れ相当の道理あり。漢方にて癒りしにも亦相当の道理あればなり。古語に云へり「病者もと事なし庸医之を殺す、天下もと事なし庸相之を乱る」と。深き仔細の無くてはならぬ事なり。元来善き治療法を発見せんが為に、道理を研究するは甚好ましきことなれ共、理窟を捏んが為に、手近にして効験ある治療法を棄つるが如きは医の本分にあらざるなり。

☆

啓十郎の臨床医としての面目躍如である。わたくしの漢方の師匠の一人である小倉重成は「千葉大学東洋医学研究会」の忘年会の席で、顧問教官の内科教授を隣に置いて、「大学の教授はだめですよ。病気が治せないから」と発言され、われわれ学生の度肝を抜いたが、これくらいの気概が無ければ生きている甲斐が無いかも知れない。

ところで、啓十郎の漢方の師匠・多田民之助が尾台榕堂の門人であった可能性については先に述べたが、その根拠の一つとした『医余』からの引用が本書の一三〇頁に記されている。

☆

第九　病の本源

尾台榕堂先生曰。「病に外より受くる者あり内より発する者あり。然れ共二つなから皆己に感応する者ありて万病となるなり。感応する者とは即ち鬱毒の伏在、若くは精力の虚損、是なり」

〔余話〕

この一文は尾台榕堂の『医余』からの引用である。啓十郎は多田民之助から『医余』を借り受けるなどして閲覧し、記録したものと考えている。
尾台榕堂先生と「先生」を用いている点に注目したい。

〔参考文献〕
・和田正系　和田啓十郎遺稿集・漢方ト洋方　医道の日本社　横須賀　一九七〇　一一七―一四〇
・大塚敬節、矢数道明編　近世漢方医学書集成　尾台榕堂3　医餘　名著出版　一九八〇　巻二、十二葉

☆

四、『豈地方に良医無カランヤ』
本書は評論の範疇に入れるのが適当であろう。医師ではなく世間一般の人々へのメッセージで明治三五（一九〇二）年三月に執筆されている。その構成は、

序文　地方ニ名医無シ
第一　医師ト患者ト共ニ相許シ相信ジテ疑ハザルベキコト
第二　主治医ニ任セテ俗間ノ妄説ニ迷ハザルベキコト

第三　医ハ疾病ヲ治スルモ生命ヲ保証スル者ニアラズ
第四　病ハ其始メヲ慎ムベシ終リニ至リテハ医モ亦如何トモスルコト能ハズ
第五　病家ハ医ニ向テ希望シ要求シ質問シテ遺憾ナキコト
第六　東京必ズシモ良医アルニアラズ
第七　医師相互ノ関係
第八　地方良医多シ

☆

東京では良好な医師患者関係を創り上げることが難しいと日々感じていたのであろう。本書は故郷に帰ってからの一文で、啓十郎三十一歳の執筆である。

〔参考文献〕

・和田正系　和田啓十郎遺稿集・豈地方に良医無カランヤ　医道の日本社　一九七〇　一六七―一八一

五、『病客須知』

この小冊子は啓十郎が故郷に帰り「治本堂和田医院」を開業した明治三六

（一九〇三）年十一月に発行したもので、題名のとおり「患者が知っておくべき事」を記したものである。時に啓十郎三十二歳であった。目次と緒言および第一の医師道を引用する。なお句読点を適宜付した。

☆

緒言
第一　医　師　道
第二　俗間の妄説に迷はざる可きこと
第三　病は其始を慎むべし
第四　病気と生命とは別物なり
第五　薬は瞑眩すべし
第六　食物
第七　医者を易ふること
第八　治本堂の特色

緒言

本院は漢方洋法医術の比較研究に志し玆に十余年、刻苦研究の効空しからず、双方の長所と短所との一端を瞰ふことを得たり。療法を受けらるる患者諸彦の注意を乞はんが為めに本院の主義と療法との大体を述べ参考に供ふるもの也。

第一　医師道

名医扁鵲の申さるるには、世の人は病人の多きことを憂ふれども、医者は医師道の少きことを憂ふと申されたり。医師道とは別の事にあらず。病人と医者との間に存する所の仁義道徳を云ふなり。即ち病人は医者を善く信じて疑はず、疑ひあることは之を聞き正し、医者の云ふことを善く守り、好んで医者を困らせる様なる事をせず互に礼譲を尽して医者有丈の腕を振はせる様にする事なり。医者も亦病人の苦みを己の苦みと心得、貧しき人なりとて侮らず貴き人なりとて諂はず、何時たりとも早速診察し疲れたり留守なりなどと偽りを述べて長く病人を苦ましめず、一日も早く楽になる様に心懸け善く効きたりとて薬価を貪らず、自分の療治に成らぬ見込立たば早く医者を易えさせ、其道の上手に譲り心残りの無き様手当を尽さしむるなり。仮令死病とあきらめて托せられても成るべく死亡する前に家の人に其赴を知せて十分の介抱を為さしめる等、四海兄弟、一視同仁と云ふ心得にて、赤心を捧げて療治に当るなり。故に試みに我門を叩き出来心に診察を頼むと云ふ粗忽なる患者の来らんことを願はぬなり。

〔余話〕

いかにも「明治時代」を感じさせる一文である。自らの研鑽の実績と医師としての信条を記し、最後に「試しに受診してみようなどという安易な考えの持ち主は診療お断り」と結んでいる。武士道の精神が顕れているとわたくしは考える。

〔参考文献〕
・和田正系　和田啓十郎遺稿集・病家須知　医道の日本社　横須賀　一九七〇　一八三一―一九〇

第九節　日露戦争への軍医志願と再上京

啓十郎が済生学舎に学び、多田民之助に巡り会ったのは明治二五（一八九二）年であった。そして明治二七年四月には医術開業試験前期試験に合格している。あたかもこの年の八月一日、朝鮮半島をめぐる争いから日本は清国に宣戦を布告した。翌年の三月に終戦を迎え、四月十七日に日清講話条約が締結された。ところが、この条約に記された遼東半島の割譲に反撥したロシア、フランス、ドイツが四月二十三日に遼東半島の還付を日本に求めて来たのである。米国と英国が中立の立場を採ったことから、日本はこの三国の要求を受け容れたのであった。いわゆる三国干渉である。この干渉がロシア主導の下に為されたことから、日本は「臥薪嘗胆」で国力の強化に努め、対ロシア戦を念頭に置いて準備を進めるに至った。それが現実となった日露戦争は明治三七（一九〇四）年二月に開戦となり、翌年の九月に終戦。米国の仲介でポーツマス条約が結ばれた。

啓十郎はこの戦争の五年前の明治三二年に東京から郷里に診療所を移している。前節に掲げた『伝染病ト漢方治療』、『東西医法比較研究・巴豆及応急三剤』、

『豈地方ニ良医無カランヤ』、『病客須知』は帰郷して開業し日露戦争に軍医として志願するまでの約五年間に記されたものである。

この戦争に臨んで、啓十郎は故郷での診療所を閉鎖して上京し、明治三七年八月に陸軍予備見習医官となっている。

そこで起こる疑問はなぜ診療所を閉鎖してまで志願して軍医となったのであろうかということである。わたくしはその理由は一つではなく、いくつかの要因があり、これが最終的に軍医への道を選択させたと考えている。

☆

〔理由〕
一、誇るべき松代藩士の末裔として、この国難に立ち向かわねばならない。
二、漢方は軍陣医学において、特に外科学では洋方に劣るが、戦地における感染症などには漢方が力を発揮出来る局面がある。これを実際に試みてみたい。
三、漢方の存続運動（温知社運動）が政治的に抹殺されたが、この運動の根幹となる請願は西洋医学と並列の形で医師免許制度を公認させることであった。この方法が国家によって棄却された現状を考えると、現行の医術開業試験を認め、さらに公的な医師養成機関に於いて漢方の教育を推進すべきである。このためには政治的に反漢方の首謀者である石黒忠悳（陸軍軍医総監）を説得する必要がある。軍医に志願し実績を示すことが石黒忠悳を攻略する第一歩となる。

四、帰郷して約五年間、漢方領域の親試実験、そして古典や先人の業績を深く学ぶことができた。そして得た結論は「東西医学の融合」という新たな治療学への確信である。これを唱導するには再び上京する必要がある。

しかし、このまま故郷を離れるわけには行かない。軍医に志願するという大義名分の下に、この夢を実現したい。

☆

右に述べた理由により日露戦争では軍医として遼東半島の野戦病院で活動した。しかし明治三八年春に眼疾を得て帰還し、治療のやむなきに至り、明治三九年まで東京衛戍病院付として勤務した。

そして東京府赤坂区青山南町に一軒の家を借りて内科医院を開いた。この借家は友人の仲介により借り受けることになったが、偶然にも時の軍医総監・石黒忠悳中将の持ち家であった。これが幸いして「店子」という私的関係を石黒忠悳との間に築くことができたが、約一年後の明治四〇（一九〇七）年に『医界之鉄椎』執筆の地となった日本橋区浜町に内科医院を移転し開業した。

『医界之鉄椎』がなぜ書かれたかについては多言を要しない。言ってみれば本書を書くために営々として臨床の力、古典の渉猟、戦地での命がけの臨床を積み上げてきたのである。

ところで、岡倉天心（一八六三―一九一三）は啓十郎の約十歳年長であって、その著作『東洋の理想』は明治三四（一九〇一）年に書かれた処女作である。本書は『茶の本』と共に英語で書かれ出版されているので啓十郎の目には止まらなかったと考えられるが、欧米列強から「東洋の弱小国」と評価されていた日本という国が日清戦争に快勝し、三国干渉に耐えている状況の中で記されたものである。

本書の解説者・佐藤正英は岡倉天心の情熱をこう記している。

眠れる東洋の理想を目覚めさせ、よみがえらせるには、自らの国家が己自身を振り返り、その理想を知らなくてはならない。西洋近代の圧倒的な思想・文化によってもたらされた昏迷から我が邦が辛うじて抜け出せたのは、不十分ではあったものの、我が邦の思想・文化の理想の認識があったことによる。

☆

☆

日清戦争の勝利は日本人に自国の文化に対する自信と誇りを持つべきであるという精神的高揚感をもたらしたのである。極めて好運なことに東京大学が米国から哲学と政治経済の教育のために招聘したアーネスト・フェノロサが日本美術を高く評価したことであった。彼は岡倉天心と共に古寺の美術品の調査研究を行い、廃仏毀釈で失われる危険があった各種の文化財の保護にも貢献しているのである。

日清戦争の勝利がこのような勇気を日本人の智力に与えたと考えて良いが、

さらに日露戦争にも勝利したのであるから、この精神的高揚感が増したことは言うまでもない。

しかし医学・医療の場では「文化の理想の認識」という事が蔑ろにされた。わたくしがここで言いたいことは、啓十郎の精神において、岡倉天心と同様のものが地底のマグマのようにその全身に燃えたぎったと想像するのである。「日本はドイツの属国ではない。自らの国の誇りを捨て伝統医学を撲滅することに汲々としている。とうてい許せない」この憤懣が啓十郎を突き動かしたのである。

更にもう一つの事柄は明治三〇年頃から医療の現場で様々な矛盾が露呈してきたことである。政府が目指した日本という国家の医学・医療の目的は富国強兵のための軍陣医学であったから、国民大衆の求める医療に対する幅広い要求と現実の医療の実態との間に乖離が生じるのは必然であった。次節にはその具体的著作を示すが、この矛盾を指摘したこれらの著作は、結論的に言って、最終的にはその解決策を提言できていない。啓十郎はその解決策の一つとして漢方があることを確信し、何としても世間に対して、そして医療界に対して提言しなければならないと考えたのである。これが『医界之鉄椎』執筆の動機であったとわたくしは考えている。

〔余話〕

和田正系によると、啓十郎は戦地に漢方薬（紫円、五苓散）を持ち込んだと記されている。三国干渉の直後からロシアは南下政策を採っており、近い将来ロシアと一戦を交えることは国民の多くが信じていた。啓十郎もこの緊張した状況の中で、携行にも便利で実用的な丸薬による応急剤の研究を進め『東西医法比較研究・巴豆及応急三剤』としてまとめたものと、わたくしは考えている。つまり、一朝事有るときは軍医として志願することは既定の方針であったと考えられる。

〔参考文献〕

・和田正系、医界之鉄椎を巡って　漢方の臨床 九巻　第一号　一九六二　四四―五〇
・和田正系「医界之鉄椎」を巡って（一）．漢方の臨床一　一九六二　九巻第一号 四七頁
・岡倉天心　東洋の理想　ちくま学芸文庫　筑摩書房　二〇一二
・和田正系「医界之鉄椎」を巡って（一二三）漢方の臨床 一九七八　二五巻第四号　二三四―二四〇

第十節 『仰臥三年』と『噫 医弊』

和田啓十郎に大きな影響を与えたと考えられる「現代医療批判」の著作がこの二つの著作であるとわたくしは考えている。

☆

『仰臥三年』について

『仰臥三年』は明治三六（一九〇三）年に近藤常次郎（一八六四―一九〇四）により執筆された。彼はいわゆるキャリア組の軍医で明治二七年の日清戦争では軍夫救護病院長として参戦している。帰国後、日本では普通みられない回帰熱について報告した。のち日本生命保険に入り、保険医学を研究していたが、明治三四年頃から疼痛を伴う両側下肢麻痺に罹患。京都大学病院で入院治療を行ったが快復せず、四〇歳の若さで明治三七年三月に没している。

陸軍への貢献が大きかったのであろう。本書の序文は石黒忠悳そして題文は森林太郎（鷗外）が書いている。

この著者が罹患していた疾病は不明であるが、本書出版の翌年に死亡していることから、結核（脊椎カリエス）、悪性腫瘍の腰椎転移などが考えられる。

本書の構成は次のようになっている。

☆

目次

第七章　在院日記。医師は治不治、死生、予後には答えてくれない。
第八章　病牀閑語。
第九章　余は如何にして危篤の場合を経過したる乎。
第十章　疾病治療の本義を論じて病院制度の革新を促す。
第十一章　精神看病学を論ず。

☆

特にわたくしが注目するのは第十章であって、

「吾人は十九世紀に於ける実験医学の建設に於て吾人の医学が学問上の基礎を得たることを知る。又之に依りて積極上の進歩を為したるを知る。吾人は今後に於ても専門分科の愈よ微に入り細を極めて以て人生に貢献する所あらんことを望む者也。吾人不敏と雖とも豈に敢て今日の実験医学に反対せんや。然れども之が為に諸君と相和して今日の医学の万能主義に謳歌する能はざる也。吾人より見れば今の医学は其細胞病理学に於て、其実験生理学に於て、其臨床医学に於て未だ容易に慈母の懐より離れ得ざる赤子に過ぎざる也。吾人は惟に疾病に就きて原因結果の法則を究盡し得ざるのみならず、人の生命に就ては古人と等しく何事をも知らざる也。

今の医学者にして恰も医学を以て進歩の絶頂にでもあるかの如く思惟するは至竟一の迷信に過ぎざる也。『医学は長足の大進歩を為したり』といへる言語上の慣例を以て事実と誤信したる也。殊に疾病の治療に至っては其進歩の遅遅たること実に驚くの外なき也。」

☆

との記述である。つまり、要素還元主義に基づく実験医学を否定するものではないし、将来的には専門分化が為され、学問が進歩発展するであろう。しかし、人間の生命そのもの、言い換えれば人間存在の理解という本質的な問題を解決する任務を負っている「臨床医学」は病理学や生理学の発展にも拘わらず、残念ながら慈母に抱かれている赤子のように、極めて未発達の初期段階と言わざるを得ないというのである。

和田啓十郎もこの箇所に注目しており、『医界之鉄椎』の冒頭（三頁）に「人ノ生命ニ就テハ。古人ト同ク何者ヲモ知ラザルナリ」の部分と「殊ニ疾病ノ治療ニ至リテハ其進歩ノ遅遅タルコト実ニ驚クノ外ナキ也。」を引用して論陣の布石としている。

わたくしの率直な感想を述べると、軍陣医学を第一の目標として育てられたエリート医師（近藤常次郎）が銃弾に依らない自らの疾病に、大学病院の治療学が如何に無力であるかを知ったと言う告白である点に非常な意義を感じるのである。また同時に本書の優れた点は、人間存在が、道元禅師の言う「身心一如」の存在であり、闘病生活に於ける精神の有り様を「気」と共に説いていること、そして「看護」というものが極めて重要であることを指摘していることである。

〔参考文献〕

・近藤常次郎。『仰臥三年』、博文堂　東京　一九〇四　二一四―二一八

☆

『噎 医弊』について

本書は長尾折三（一八六六―一九三六）によって明治四一（一九〇八）年に刊行された。本書には前節に記した『仰臥三年』が引用されており、影響を受けての執筆であることが分かる。本文中に「故近藤燕處著」と故の文字を付している。『仰臥三年』の四年後の出版である。

治療学の欠陥について鋭く指摘し、西洋医学の二元論的研究方法は基礎医学では良いが臨床医学には適さないと明言している。本書の趣旨を要約すると以下のように列記できる。

☆

一、「医道」というものを考えると、日本の先人に学ぶべき事が多い。

二、過去に儒医、僧医が登場し、医師の地位が高まった。倫理道徳性を備えた医師が居なくなったのが現代医弊の根本的理由である。

三、設立当時に於いて「医学教育に物質的技術者製造の方針を以てせられしは遺憾に堪へざる也。」（十三頁）」と記している。

四、浅田宗伯や佐藤尚中のような人が医学教育の革新に当たっていれば良かった。そうすれば今日の医弊はこれほど酷い物にならなかっただろう。
五、外国人お傭い教師が物質的、鋳造的、機械的医師を育てた。
六、医業として利益を追求することが通弊となっている。
七、原因医学の発達と逆比例なるは治療医学の欠陥にあり。（七五頁）
八、理化学的診断の偏奇、臨床的診断軽視の宿弊。
九、今の医学は原因医学の発達にして治療方面に向ては依然たる暗黒面なり。細工に過ぎて自然の良能を阻害する傾向を免れざるなり。極言すれば角を矯めて牛を殺す的の進歩程度なり。
十、学用施療患者と称ふる生ける貧病者に対する処置の如き我之を云ふに忍びざるものあり。
十一、古医の観察力。古医の気品及び人格には学ぶべきものが多い。名医評伝にある岑少翁の吉益東洞との出会いの逸話は素晴らしい。
十二、古今の医風を対比し来れば、其学術的方面に於いてこそ古へ今に若かざれ、道徳的方面に於ては今、古へに若かざるの感なきを得ず。（一七一頁）

十三、今の医学者よ。卿等は余りに研究思想に駆られ居りはせまじきや、而も純然たる医学上の二元論の実行者にあらざるや、医学上には殆んど無智の病者が卿等の二元主義を歓迎するに乗じ、種々なる作業を患者の面前に演じ、技術を売るの状、比喩或は礼を失せるも、舞踏を奏して飴を鬻ぐ大道商人に似たらずや。

十四、我陸軍に於いては脚気病源が未発見にして、米食が果して其原因となるや否や学理上の証明なしと云へる見地より日露戦争の際米食を供用し多数の死亡者を出したるに引換へ、海軍は多年の実験上麦飯を供用して良好なる成績を収め得たり、吾人は敢て其結果を見て言議する者にあらざるも、学理偏奇の医学者は往々にしてかかる失態を招来す、医学は実験を基礎とし疾病治療の学たる以上は、戦時偶然とはいへ悲惨なる人類実験の成績により、脚気病の予防上反面の曙光を認め得たるものと云ふべし。

十五、医学の母国たる独逸国に対しては猶ほ襁褓時代に立てる今の医学者の独逸尊重は当然なるも、（中略）一朝独逸との和親破れ、新刊医書の輸入杜絶せむか、我国医学者の新説は枯渇して停止せざるなきやを訝る也。東洋新興の一等国兵制の上に於ける威力と対抗するの見地を以て鋭意奮励進歩の名実を全ふするは我国医学者の一大責任にあらずや、草莽野人たる吾人の言議を夾むの余地を存するが如きは抑も卿等医学者の面目に関せずや。

☆

右に列記したように、『嚔　医弊』の指摘する点は基本的に四つの事項に集約される。

第一には「医の倫理」の頽廃であって、この視点に立つと我が邦の先人の方が格段に優っている。

第二には経済格差を医療に持ち込み、「学用患者」と称して、臨床実験の材料にしている。つまり大病院は経済的に豊かな者のみに恩恵を与えている。

第三は西洋医学が基盤とする要素還元論は基礎研究には必要であるが、治療学を形成するにはこのロジックだけでは不可能であり、未だ暗黒状態にある。

第四にはドイツ医学のみを尊崇している現状は非常に危険であり、両国の国交が良好に保たれていれば良いが、その前提が崩れれば危うい状況になる。

☆

ここで第三に掲げた問題は東西医学のパラダイム論に通じるものであり、近藤常次郎の『仰臥三年』の主張と共通して「治療学」の不備を指摘している。

第四の問題は、実に先見性のある指摘である。わたくしは先に日本は外国の植民地になることは回避できたが、医学の領域では「ドイツの属国」になったと主張したが、これに一致する。しかもここで危惧された事態は本書が出版されたわずか六年後に現実となった。第一次世界大戦の勃発である。日本は日英同盟を結んでいたので、ドイツは敵性国となり、ドイツからの医薬品原料など全ての文物の輸入が途絶したのである。

元・陸軍軍医総監の石黒忠悳は明治期の漢方復興運動を徹底的に壊滅させた人物であるが、彼がこの大戦の緊急事態に対して『日本医事週報』（一〇一八号・大正四年）に寄稿した一文があるので引用する。最初に現代語に意訳したもの、次いで原文を記すことにしたい。

☆

〔意訳〕

そもそも民衆が集まり、一つの国家を形成する場合、独立国としての地理的要素を備えることは勿論であるが、更に、国民がこの地理的要素に手を加えて治水や港湾の整備、農業の振興、工業の充実などを行い、食糧品を初めとする生活必需品の自給が出来なければ本当の意味で独立国と言うことは出来ないのである。最近我が国に起こっている（輸入が出来なくなったための）医薬品不足問題のような事柄は、本当に国民に不利益であるばかりでなく、醜態をさらしていると言わなくてはならない。この問題の解決には幸いなことに国民の皆さんが関心を持ってくれているので、各方面の専門家や人材の協力を得て、研究や調査活動を急いで実施し、独立国として恥ずかしくない状況を作り上げなくてはならない。

しかしながら、輸入の道が閉ざされるという、いわば予期せぬ事態になってみると、わたしがこれまで漢方に対して、これを徹底的に絶滅させることに努力を傾けてきた事、そして『日本薬局方・第二版』の編集に当たって、調査会長という役目で、医薬品が純粋で品質が良いものを集録したいと願うあまり、ドイツの薬局方だけを見習ってしまったことは、当時の社会状況、国際関係を見回して最善を尽くしたと信じていたが、この輸入途絶という想定外の事態をまのあたりにすると、世に言う「五〇年目になって、初めて過去の四九年の誤りを知る」という事、また「自分の歩んできた雪の上の足跡をみると、自分ではまっすぐに歩いてきたつもりなのに、なんと曲がりくねっていることだ」と和歌に詠まれたように、私自身はまっすぐに歩いて来たと思うが、それがひどい誤りであったと今、気づき、大いに反省する気持ちになっている。

☆

〔原文〕

○凡ソ民族相集リテ一国ヲ形成スル所ニハ、各独立的要素ヲ具備スルト共ニ、更ニ之ニ人工ヲ加へ、一国ハ食糧品ト云ハズ、自ラ之ヲ弁ズルノ力ヲ有スルニアラズンバ真ノ独立国トハ謂フ可カラザルヲ知ラバ、現下ノ薬品問題ノ如キハ、最モ不利益ト不面目トヲ兼ネタル醜態ナリト謂ハザルベカラズ。之ガ解決ニハ幸ヒ一般世人ノ注意ヲモ喚起セル場合ナルヲ以テ、各方面人士ノ協力ノ下ニ研究調査ヲ急施シ、其独立ヲ期セザル可カラザル事共也。

サレドモ往昔余ガ一モ二モナク極力漢方医ノ絶滅ヲ尽シタル、或ハ第二版薬局方改正ニ当リ、調査会長トシテ医薬品ノ清良ヲ庶幾スルノ急ナル余リ、独逸局方ニノミ準拠セルガ如キ、時代ノ要求及ビ四囲ノ情況ニ見テ、最善ヲ尽セリト信ゼシモ、今日トナリテハ彼ノ所謂五十年ニシテ四十九年ノ非ヲ知ルト云ヒ、又、『あと見ればさて曲りけり雪の道』ニテ、只管真直ニ辿リ来レリト思ヘドモ、往時ヲ追懐シテ多少ノ感慨無キ能ハズ。（下略）

☆

改めて長尾折三の先見性を讃えたい。折三は医師ではあったが、ジャーナリストとしても活躍しており、おそらく情報網を張り巡らして世界情勢を分析していたものとわたくしは推測している。

〔余話〕

千葉大学医学部の前身は県立千葉医学校、第一高等学校医学部医学科であるが、その校長は長尾精一であった。長尾折三はその甥であり、明治二三（一八九〇）年の卒業である。学生時代は叔父の長尾精一宅に下宿していた。『噫　医弊』では著者として煙雨楼主人とのペンネームを用いているが、その理由の一つは叔父への配慮があったのであろうか。

第十一節　中村不折のこと

啓十郎の東京における交際範囲はそれほど広いものではなかったと推測されるが、その中にあって、後に夏目漱石の『吾輩は猫である』などの挿絵画家として名を為した中村不折との交遊は緊密で「不屈の精神を貫徹して生きる」と言うことについて多くの示唆と勇気を与えられたとわたくしは考えている。

不折は号で本名は鈼太郎であるが、彼の人生はこの「不折」（折れない・くじけない）にふさわしく凄まじい者がある。この詳細を理解出来たのは〔参考文献〕に掲げた和田正系の論文のお陰であるが、正系は『医界之鉄椎を巡って』と題する連載（二九回）の実に五回を中村不折に当てている。

これによると、中村不折（一八六六―一九四三）は信州高遠藩の下級武士の子弟であり、洋画家、書家として有名であるが、特に正岡子規、夏目漱石、森鴎外と親しかった。不折の名が一般に知られるようになったのは正岡子規の『日本新聞』に挿絵を描くようになってからである。日清戦争の折には正岡子規と共に従軍し、戦況報告を共同で行っている。挿絵は漱石の『吾輩は猫である』

をはじめ数多く描いている。フランス留学の帰朝後には文部省美術展覧会の審査員を長きにわたり務めていたと記されている。

以上は不折の輝かしい表の顔であるが、和田正糸の論文（『漢方の臨床』誌）には、世に顕れるまでの凄まじい苦労が記されている。不折は没落士族の子弟として、小学校もまともに卒業できず、呉服商に丁稚奉公に出された。十七歳の時に過労のために病気となり養生のため実家に帰った。やがて、隣家の菓子屋で雇われることになったが、彼は勤勉に働く中で時間を作り漢学の塾に通い、また独学で代数と幾何学を学んだという。明治十七年（十九歳）で高遠小学校の代用教員となり、その後、明治十八年の夏季休暇に師範学校の画の教師であった河野次郎に鉛筆画と水彩画を学んだ。その翌年（明治十九年）に飯田小学校の図画と数学の教師となり、東京に遊学する資金を貯めた。三年後の明治二十二（二十四歳）の不折は星雲の志を抱いて上京した。画は小山庄太郎に師事し「十一会」会員となった。手持ちの資金が乏しいため同郷の男が高橋是清邸の馬丁をしていたので、馬小屋の隣にあった二畳ほどの部屋に居候した。収入を得るために荷車引きもしたという。そんな折に高橋是清が事業に失敗して邸宅を売り払ったので、不折は居場所を失うことになったと言う。さらに極貧の生活は続くのだが、これは割愛する。ところで、『高橋是清自伝』を見ると、「明治二十二年に官僚を辞職して南米のペルーに渡り銀鉱山の経営を試みたが失敗し明治二十五（一八九二）年に帰国。家宅を売り払わねばならぬ事態になった。」と記されている。この記述は啓十郎の行状を検討する上で非常に重要である。

と、言うのは啓十郎が高橋是清邸の馬小屋に不折を何度も尋ねているからである。不折と啓十郎がどの様な機縁で出会ったのかは不明であるが、啓十郎が不折と出会ったのは明治二十五年のことで、済生学舎に入学し、多田民之助に出会った年であったということが分かったのである。高橋是清邸は大塚窪町にあった。ここは現在では小石川植物園の西側で筑波大学東京キャンパスや拓殖大学がある辺りである。一人の貧乏医学生（啓十郎・二十一歳）と未だ世に顕れていない書画の天才（不折・二十八歳）との出会い。わたくしはここに多田民之助が介在したのではないかと想像を逞しくしている。漢方の師・多田民之助が高橋是清邸に出入りしており、偶々不折が民之助の診療所を受診したか、あるいは往診するような事があったのではなかろうか。この師匠の診察に啓十郎が居合わせ、不折の信州訛りから同郷であること知ったのである。その後は二人が同じく士族の末裔で、丁稚奉公の苦労をしたことなどから親友になったと考えたいのである。

正系の記す逸話に、「啓十郎が馬小屋の不折の居宅を尋ねると新聞紙を折りたたんで出し、座布団代わりにもてなした」とある。この逸話には胸が熱くなるが、啓十郎が未だ済生学舎の医学生であったとすると、幾度も気軽に不折を訪問出来たことも首肯できるのである。

いずれにせよ、その四年後、啓十郎が明治二十九年に晴れて開業した後には、不折とは医師と患者という関係にもなり、生涯の親友となったのである。そして、不折の不撓不屈の芸術家としての人生哲学が啓十郎を勇気づけ、決して平坦な道ではなかった東京での開業、そして故郷での開業の傍ら「東西医学の比較研究」を精力的に実行し、やがて『医界之鉄椎』執筆へと向かわせたのである。和田啓十郎の墓碑銘は不折の撰文・揮毫である。因みに森鷗外の墓石の銘文も中村不折によるものである。

〔余話〕

中村不折は画家として夏目漱石、森鷗外の作品の挿絵を描いているが、それればかりでなく、中国の書の収集家としても知られ、唐代の書家である顔真卿の現存する唯一の真蹟といわれる「顔真卿自書建中告身帖」などを収集し、一九三六年に台東区根岸の旧宅跡に書道博物館（現：台東区立書道博物館）を開館した。このように不折は中国文化についても理解が深く、啓十郎の漢方再認識の思想に共鳴してくれたものと推測される。この推測を裏付ける逸話として、不折は啓十郎の処方した漢方薬をいつも服用していたと和田正系は記している。

〔参考文献〕
・和田正系：「医界之鉄椎」を巡って（一〇）．漢方の臨床一九六三；一〇巻第一号：三九—四五（三九—四五）
・和田正系：「医界之鉄椎」を巡って（一一）．漢方の臨床一九六三；一〇巻第二号：一〇二—一〇七（四〇—四五）
・和田正系：「医界之鉄椎」を巡って（一二）．漢方の臨床一九六三；一〇巻第三号：一七三—一七七（四九—五三）

・和田正系：「医界之鉄椎」を巡って（一三）．漢方の臨床 一九六三；一〇巻第四号：二一・一八―二二三（三二一―三七）．
・和田正系：「医界之鉄椎」を巡って（一四）．漢方の臨床 一九六三；一〇巻第五号：二二六―二七二（一八一―二四）
・上塚司編 高橋是清 高橋是清自伝（上下） 中公文庫 中央公論新社 二〇一八 四〇〇―四〇七頁

第十二節　『医界之鉄椎』初版本

本論目次〔前編〕

第一・漢医方と洋医方ノ区別。

西洋医学における「要素還元論的思考」を本書では「差別的思考」と表現し、漢方のパラダイムを機能的、総合的思考という用語で対比させている。

第二・漢医方ハ陳腐ニアラズ。

第三・漢方医書妄誕多シ。

第四・草根木皮及薬物ノ自然性。

第五・食物ト薬物。

第六・漢医方ノ基礎医学。

第七・漢医方ノ対症療法ハ深遠微妙ナリ。

第八・漢医方ハ原因療法ヲ主トス。

第九・漢剤迂遠ニアラズ。

第十・瞑眩論。

目次〔中篇〕　漫録

病者ノ為ニ翻弄セラル。ドル箱的病名。医自ラ転ズ。御大事主義。田夫坐殺スベシ。病理学ノ指示。気候ト症状。治剤ヲ以テ常習ヲ察ス。毒ト薬。（中略）古人、聴診打診ノ法ヲ知ラズ。（中略）万病一毒。（中略）医学社会ノ将来。専門的局部的治療ノ結果、（中略）石黑男爵ノ告白。（後略）

☆

この初版本の緒言の末尾は以下のように結ばれている。

「萬犬ノ實吠ハ余輩ノ意トスル所ニアラズ。一犬ノ眞ニ怪ミ眞ニ疑ヒ。而シテ真ニ大ニ吠ユル者アランコトヲ希フノミ。」

意訳すると、（わたくし一匹の犬が本書で吠える雄叫びに対して）世間の一万匹の犬が同調して吠えてくれることをわたくしは意図していない。（本書を読んで、医療の現状について、またわたくしの主張に対して）真剣に怪しみ、真剣に疑い、そして心の底から共感して大いに吠えてくれる一匹の犬が現れることを切に願うだけである。

〔余話〕
この『医界之鉄椎』は出版直後（一九一一年）に中国本土で丁福保により翻訳出版され、また出版とほぼ同時（一九一〇年）に張基茂により韓国語に翻訳され出版されている。

第十三節　湯本求眞の教導

湯本求眞は「萬犬ノ實吠ハ余輩ノ意トスル所ニアラズ。一犬ノ眞ニ怪ミ眞ニ疑ヒ。而シテ真ニ大ニ吠ユル者アランコトヲ希フノミ。」（再掲）の実吠の一犬として現れた。湯本四郎右衛門が本名であるが、和田啓十郎に師事してから、啓十郎の字・子眞から一字をもらい受け求眞と自称した。

求眞は明治九（一八七六）年に石川県鹿島郡崎山村字鵜浦に生まれ、明治二九（一八九六）年に第四高等学校医学部（金沢医学専門学校、のちの金沢大学医学部）に入学して西洋医学を学び、三四（一九〇一）年に首席で卒業。栃木県立病院勤務後，明治三六（一九〇三）年石川県七尾町に開業。翌年、日露戦争に従軍。帰郷して間もなく、疫痢で我が子をも含めた親族を亡くしたことをきっかけに、医師としての自信を喪失した。このような折に『医界之鉄椎』に出会い、漢方研究に取り組んだのである。

啓十郎を師匠と呼ぶことを望んだが、啓十郎から「共にこの道を歩む者」と弟子と称することを拒まれたという逸話が残っている。

啓十郎とは専ら手紙の往復で指導を受けた。啓十郎が求眞から受け取った書状は保管されているが、啓十郎から求眞に宛てた書状は残されていないのは誠に残念である。

求眞は昭和二（一九二七）年に『皇漢醫學』を著した。本書は中国本土における中国伝統医学の復興にも多大な影響を与えた。昭和一八（一九四三）年、九州出張の折に六六歳で急逝した。

☆

啓十郎が求眞から受け取った二十五通の書状が和田正系によって解読されているので、その二例を引用してみたい。

〔書状一〕

謹啓

先に御貸与を辱したる生々堂治験は外科的のもの及分りきりたるもの二三を残し全部謄写仕り医事古言は唯要語のみを抜粋仕茲

に御返申上候に付御落掌被下度候前者・・
巻尾に先生が余程此書・・中中神先生之治
験切覚拙技・・・たるは御謙遜よりかとも
相考へ候得共至極・・・にて未熟なる小生
に取りては百万の援兵を得たる心持仕筆写
の為めの不眠披露も更に感じ申さず候茲に
先生の御芳志に奉謝候方伎雑誌も前者に劣
らぬ有要の書之れは愚妻が謄写の任に当り
居候か彼か之れを子孫にも残すの考えにて
鄭重に書する・・不遠御返申上可候・・・
・小生の所持する書籍は左の如くに有之候
・・（下略）

一月十三日薄暮

和田先生殿

〔書状二〕

謹啓

又々行違いに御書翰に接し拝誦仕処先生が不肖なる余を信任せらるるの厚きには感泣の外なく加ふるに余が漫録並に治験を貴重の紙上に御掲載被下可との御思召は実に有難候得共退て考ふれば余の如き地位なく名望なき一小田舎・・反響位は決して鉄椎の重きをなすものにあらず且つ余は未だ天下に向つて呼号する丈の識量を有せざるを以て其の時機にあらざるかと存候空中楼閣の嫌なきにあらざるも余の真意のある処は今後二三年当地において充分技術を錬磨し確固・・信力を得先ず金沢位にて旗を挙げ此地方を風靡し

後徐々に関西の大都に出て先生と東西相呼応して古医道の鼓吹に努力する覚悟にて羽翼成らざるに飛ぶの意なく候然れども先生にして余か紙上に出現するの必要・・認めあるに於ては決して先生の尊意に戻るものにあらず命の壗に是れ従ふものなるを明言致置候尚先生の御言葉に甘へ忌憚なく鉄椎に対して意見を陳し申候に付御熟慮の上御・・捨被下度妄評の罪は先生の御寛大の徳に依て消滅せんかと存申候謹言

六月二日　　　　　　湯本　生

和田先生殿

余は勲六等を有し申候

〔註〕大正二（一九一二）年の書状である。

ここに二通の手紙を掲げたが、和田正系の手元には大正二（一九一二）年のものが十二通、同三年八通、同四年三通、同五年二通の合計二十五通が残っていると記されている。啓十郎は師弟関係を嫌ったのであるが、湯本求眞は啓十郎を師匠と崇た。

例示した手紙から分かるように、入手困難であった医書を惜しげも無く貸与している。また、症例の治療経験にも種々の助言をしたと推測されるが、啓十郎から求眞へ宛てた手紙が無いのでその詳細は不明である。しかし求眞の研究心も並外れており、その治療経験の一部が改訂版『医界之鉄椎』に加えられ、漢方の治療学としての優秀性を示す具体例となっている。

☆

そして湯本求眞はさらに臨床研究と文献検索を推し進め、昭和二（一九二七）年に『皇漢医学』の第一巻を、翌年に第二巻、第三巻を自費出版している。この著作は昭和期から現在に至るまで漢方研究家を大きく裨益している。

〔参考文献〕
・和田正系：「医界之鉄椎」を巡って（四）．漢方の臨床 一九六二；九巻第四号：二三七
・和田正系：「医界之鉄椎」を巡って（五）．漢方の臨床 一九六二；九巻第六号：二八〇―二八五
・和田正系：「医界之鉄椎」を巡って（六）．漢方の臨床 一九六二；九巻第六号：三三七―三四七
・和田正系、「医界之鉄椎」を巡って（二九）漢方の臨床二五薪第十号一九七八、六〇八―六一三
・平崎能郎、田中寛之校訂　湯本求眞著　皇漢医学　あかし出版　二〇一九

第二章　東西医学のパラダイムの相違について

第一節　『医界之鉄椎』改訂第二版

『医界之鉄椎』の初版本に湯本求眞の治療経験と平出隆軒の批判文、そしてこの批判への反論を収録したものが改訂版であり、大正四（一九一五）年の発刊である。初版本（一九一〇年）発刊の五年後のことであった。

第一章での検討によって、啓十郎が『医界之鉄椎』を命がけで執筆した理由が明確になったように思う。殊にその動機の最たるものは明治初頭に医制が公布され、漢方の伝統が途絶えようとしていたことへの危機感に有ったと考えて良い。

啓十郎が生きた時代は西洋医術崇拝の価値観が唯一絶対のものとされていた。従って漢方は非科学的、非論理的なものであり、これを撲滅することこそが日本という国家の近代化にとって不可欠なものと固く信じられていた。

「信じられていた」と過去形で記したが現在でも日本国の医学教育、医療制度の中では「信じられている」と記した方が良い事例も少なくない。次節で検討する平出隆軒の批判は現在でも当てはまる批判であるから、この様な批判を乗り越えてこそ。日本国の国家としてのアイデンティティーが発揮出来るとわたくしは考えている。

こう考える理由は、医師の資格制度が一本化されており、その中で漢方を研鑽し、研究することは自由であるから、国民皆保険制度という世界に誇る医療保険制度の中で西洋医学と漢方医学の双方を活用できる国は日本を措いて他には存在しないからである。

そこで本章では、啓十郎の無念をも晴らす意味で、更に一歩を進めて、啓十郎が求めた「漢方復興」の二〇二一年における現状と問題点にまで範囲を広げ、漢方の将来を見据えてみたい。

第二節　平出隆軒の批判

『医界之鉄椎』初版本に対して様々な反響があったが、とりわけ名古屋医界の重鎮であった平出隆軒からの批判は『日本医事週報』紙上に三回にわたって「医界之鉄椎ヲ読ミテ和田啓十郎氏ニ一言ス」という反駁文として掲載された。初版本の発行は明治四三年八月であったが、この反駁文の紙上掲載は十一月であった。平出隆軒（明治十九年生まれ）の本名は謙吉で、明治二十年に愛知医科大学を卒業。『西東医学変遷史稿』（明治三四年刊）がある。『医界之鉄椎』の全篇を詳細に読んでの反駁文であり、その誠実な人柄が偲ばれる。

この反駁の論旨を箇条書きにしてみたい。

☆

一、医学界のドイツ流医学に逆らっての自己の抱負の公表は勇気があって良い。

二、現代医学が客観的要素還元論に終始し、最終目標である治療学の面で欠陥があるとの指摘には同意する。

三、この要素還元論は細分化された縦断的認識論であるので、横断的な総合的思想も治療学の形成には必要であろう。

四、この総合的な生体の認識が重要である点では同意するが、その具体的手段として漢医方が直ちに役立つものとする点では同意できない。

五、多成分系薬物である生薬を複数組み合わせた漢方方剤の効果は西洋医学が単一化合物によって治療するのとは異なり、絶大な効果を発揮すると、著者は主張するが、現代科学的医学教育を受けた者には理解できない。

六、生薬を複数組み合わせた漢方方剤の組み合わせの理由は分からないと言うに至っては、わたくしは五里霧中の世界に置かれたとしか言いようがない。

七、西洋医学が個々の兆候に対して加算的に薬剤を投与するが、漢医方は表裏内外、陰陽虚実で複数の兆候をまとめ上げて一剤で済ませるとの主張であるが、わたくしども西洋医も単純に個々の兆候に対して加算的治療をしているわけではない。漢医方は経験医学であるから、その教育も難しく、一定水準の技量のある漢方医の養成は困難である。

八、吸血する昆虫の死骸を生薬として用いるのは生きていたときの性質が死後にも受け継がれるという考えであり、とうてい納得できない。

九、この様な生薬を急性化膿性炎症に貼付して、化膿を早め破潰を速やかにし、排膿を容易にするなど明記しているが、現在では急性化膿性炎症に優れた治療法があるのに、時代遅れの記述としか言いようがない。

十、冷やすべきを温め、温むべきを冷やす。これを逆治というとあるが、理解に苦しむ。

十一、漢方治療は一病を治す毎に健康の度を増し、洋方治療は一病を治する毎に愈々衰弱の度を加えしむるというが、著者は具体的にどの様な例証に基づいてこの様な事を言うのであろうか。理解に苦しむ。

十二、汗吐下という病人の反応は病毒の所在によって起こるもので、医者は予期できないという。わたくしも瀉下の効果は無いと思われる薬剤で下痢をすることを経験している。それを薬剤の瞑眩というのであれば、瞑眩とそれ以外の反応との間に明確な区分が必要であろう。

十三、漢方の治療は同病異治、異病同治であるというが、理解できない。

十四、表を塞ぎて裏に実し、裏を閉じて内陥するような事例にはわたくしも遭遇するが、腸出血が内症発漏の最も険悪なる症状だとの主張は納得出来ない。

十五、現代医家にとって病症に陰陽表裏という概念が知られていない事など無い。

十六、病が初期には表にあり、次第に裏に進み内陥するという記述には賛同する。

十七、皮膚の湿疹に気管支炎が合併すると、気管支炎の増悪と共に湿疹は消退することを経験する。内攻とはこのような状況を説明する用語であろう。

十八、要するに、本書に書いてあることは肯定できないことばかりで、とくに漢方方剤の説明は全く理解不能である。特に著者が「経験による」と記すに至っては現代の論理的、科学的思考とは相容れない。

十九、漢方方剤について言えば、一つの方剤について、その薬理作用を説明すべきであろう。また一味の生薬よりも数種の生薬の組み合わせが薬理効果が大きくなることも証明すべきである。

二十、著者は世間の医師が「漢方の食わず嫌い」と言っているが、葛根湯ひとつでも手にすることは不可能な状態で、どうして食べて試みろというのであろうか。

二十一、従って、先ずは現代医家が容易に漢方薬を手にすることが出来るようなシステムを作るべきだ。

二十二、著者は結論として漢方にも様々な欠点があるが、その機能的総合的な治療方針は、西洋医学の機械的、要素還元論的な思考に対して一面の真理を持っていると主張している。確かに現代医学の潮流にも問題があるが、だからといって漢方がその欠点を補完するものではない。社会が漢方に対して何の評価も与えていないのが現実である。

二十三、著者に望むことは、日進月歩で進歩する現代医学の成果をよく咀嚼して、科学的な態度で医師を養成することである。古い漢方を墨守するのではなく、現代化した漢方論を創り上げることである。

☆

この反駁文に対して和田啓十郎は反論しているが、西洋医学者の代表としての平出隆軒の論調は西洋医学を唯一絶対なものと信奉する立場からのもので、この観点からすれば至極もっともであって、これに正面から反論することは文字どおりパラダイム論争である。

結論的に言えば、漢方のパラダイムを無理に平出隆軒に理解して貰う必然性はなく、漢方は漢方の世界を独自に歩めば良いのである。しかし、当時の漢方医は一代限りで開業試験を免除されており、明治の末年に生き残っていた漢方医はほとんど居なくなっていた。

従って漢方そのものがこの世から失われてしまうという危機的状況にあった。そこで啓十郎は漢方の再認識を西洋医学者に何とか理解して貰おうと必死の努力をしたのであり、その具体的行動が『医界之鉄椎』の発刊なのである。

ただし、啓十郎には申し訳ないが、その反論は充分に説得力のあるものとは言えない。つまり、西洋医学と漢方医学という二つのパラダイムの本質的相違を明確にしなければ十分な反論とはならないのである。

実はこの問題は二十一世紀を迎えた今日に於いても厳然として存在するものであって、平出隆軒の批判はわたくし自身にも向けられているのである。そこで、逐一、わたくしの立場で〔私見〕として検討してみたい。なお〔余話〕として記した事項は関連の補足説明であるが、客観的な確実な資料の無い、わたくしの感想や推測である。

☆

〔批判の一〕
医学界のドイツ流医学に逆らっての自己の抱負の公表は勇気があって良い。
〔私見〕
明治時代の末期には日本の医療界はドイツ医学が唯一絶対の医学と考えられていたことが良く分かる一文である。松代藩士を父に持つ啓十郎は佐久間象山の影響も有って同調圧力には屈しなかった。
〔批判の二〕
現代医学が客観的要素還元論に終始し、最終目標である治療学の面で欠陥があるとの指摘には同意する。

〔私見〕

これは『仰臥三年』や『噫　医弊』でも論じられている。明治維新政府は富国強兵を国是としたので、プロシャの軍医学校から教師を招いた。つまり戦場に於ける銃創や骨折などの治療には熱心であったが、小児科や婦人科などには不得手であったと考えて良い。結核などの病原体が次々と発見されては居たが、その治療法は確立していなかった。平出隆軒はこの点では啓十郎の主張に同意しているのはこのためである。

〔批判の三と四〕

この要素還元論は細分化された縦断的認識論であるので、横断的な総合的思想も治療学の形成には必要であろう。

この総合的な生体の認識が重要である点では同意するが、その具体的手段として漢医方が直ちに役立つものとする点では同意できない。

〔私見〕

要素還元論の限界、あるいは行き着く先を見通している点で評価出来る見解である。
ただし、「この問題を漢方が全て解決出来るとは思わない、」という主張は漢方撲滅の路線からのものであろう。確かに漢方は科学（客観性・普遍性・論理性）では理解出来ない点が多い。それならば、平出隆軒は横断的な総合的な治療学を具体的に示して欲しい。

啓十郎はその一つの具体策として漢方があると提言しているのであって、漢方で全てが解決出来るとは言っていない。漢方の思考法を司令塔として直面する諸問題に順序を付け、専門医の助力を得ながら最終的に最善の結果を導き出すということを含んでの話である。その思想が『医界之鉄椎』に先立つ『伝染病ト漢方治療』などに啓十郎の臨床家としての立場が明確に示されている。

漢方で言う「全体性」の具体的な一例を挙げてみたい。脊柱管狭窄症、心房細動、過敏性腸症候群に不眠症を合併している患者がいる。日本の現在の医療制度では患者本人の意志決定でどの診療科も容易に受診できる。そして、各々の診療科の医師が最善の治療を相互の連絡も協調も無く実行する。相互に何の連絡も無いことは「服薬手帳」に記された投薬歴から容易に理解される。わたくしの和漢診療科を受診した理由は「下痢と便秘を繰り返し、お腹が張って困る。」と言うことであった。しかもこの下痢は電車に乗っている際に突然に便意が襲い、慌てて次の駅で下車してトイレに駆け込むというものである。まことに都合が悪いのは、この「突然の便意」は一ヶ月に二回くらいなのだが、全く予測が立たないということである。

漢方的に一通りの診察をさせて頂き、大建中湯と桂枝加芍薬湯の併用が最適と考えた。次に検討したのは「服薬手帳」である。整形外科からは腰痛に対して鎮痛剤（プレガバリン）が投薬されていた。そこで、整形外科の主治医に宛てて「過敏性腸症候群の治療に不利益をもたらしている可能性が有るので、約一ヶ月間、この薬を休ませて下さい」と依頼した。さらに、電車に乗るなど、「すぐにトイレに行けない」という状況が不安感をもたらしていることから、抗不安作用のある桂枝加竜骨牡蛎湯を出かける前に服用してみるという作戦をとることにした。効果はてきめんで、その後「急に便意に襲われる」ということは無くなった。プレガバリンは以前の半量にして頂き、腰痛もコントロールされている。更に徐脈（四五回／分）が見られたことから、循環器内科医に抗不整脈薬であるベラパミル塩酸塩の減量を検討して貰うことにした。

現代医療の一つの問題は、「加算的医療」ということである。患者の抱える不具合を要素還元論的に解決しようとするので、痛みに鎮痛剤、不整脈に抗不整脈剤などなど、クスリを加えることは考えても減らすという考えはほとんど無い。

さらに言えば、西洋医学では陰陽や寒熱という病態認識を知らないので、この患者に用いた大建中湯が身体（消化管）を暖めて治すクスリであるから、アイスコーヒーや冷菓などは禁忌であるという食事指導もしない。この様な食事指導は極めて重要であって、この指導を守るだけで過敏性腸症候群の大半はよくなるのである。この様な西洋医学的治療をも考慮した治療学を「漢方の全体的治療」というのである。

〔批判の五と六〕

多成分系薬物である生薬を複数組み合わせた漢方方剤の効果は西洋医学が単一化合物によって治療するのとは異なり、絶大な効果を発揮すると著者は主張するが、現代科学的医学教育を受けた者には理解できない。

生薬を複数組み合わせた漢方方剤の組み合わせの理由は分からないと言うに至っては、わたくしは五里霧中の世界に置かれたとしか言いようがない。

〔私見〕

現在においても、例えば米国のＦＤＡ（食品医薬品局）は漢方製剤を医薬品とは認めない立場を採っている。一つの生薬に多数の既知と未知の化合物が含まれており、漢方方剤はこの様な生薬をさらに複数組み合わせているのであるから、原則として単一の化合物や生物学的製剤を医薬品と定義しているＦＤＡは漢方方剤を医薬品とは認めないのは当然であろう。平出隆軒の批判もこのような価値観に基づくものである。

わたくしは約三〇年前に、テキサス大学サンアントニオ校の医学部で漢方を紹介する講義をする機会を得たが、講義の後の討論で米国の医学生も漢方薬についてＦＤＡと全く同じ認識であることを知った。この様な「生薬の組み合わせによるモノ」を医薬品とは彼らの頭の中では理解出来ないのである。科学的に論理的に説明できないものは非科学的であるとの意見もあった。

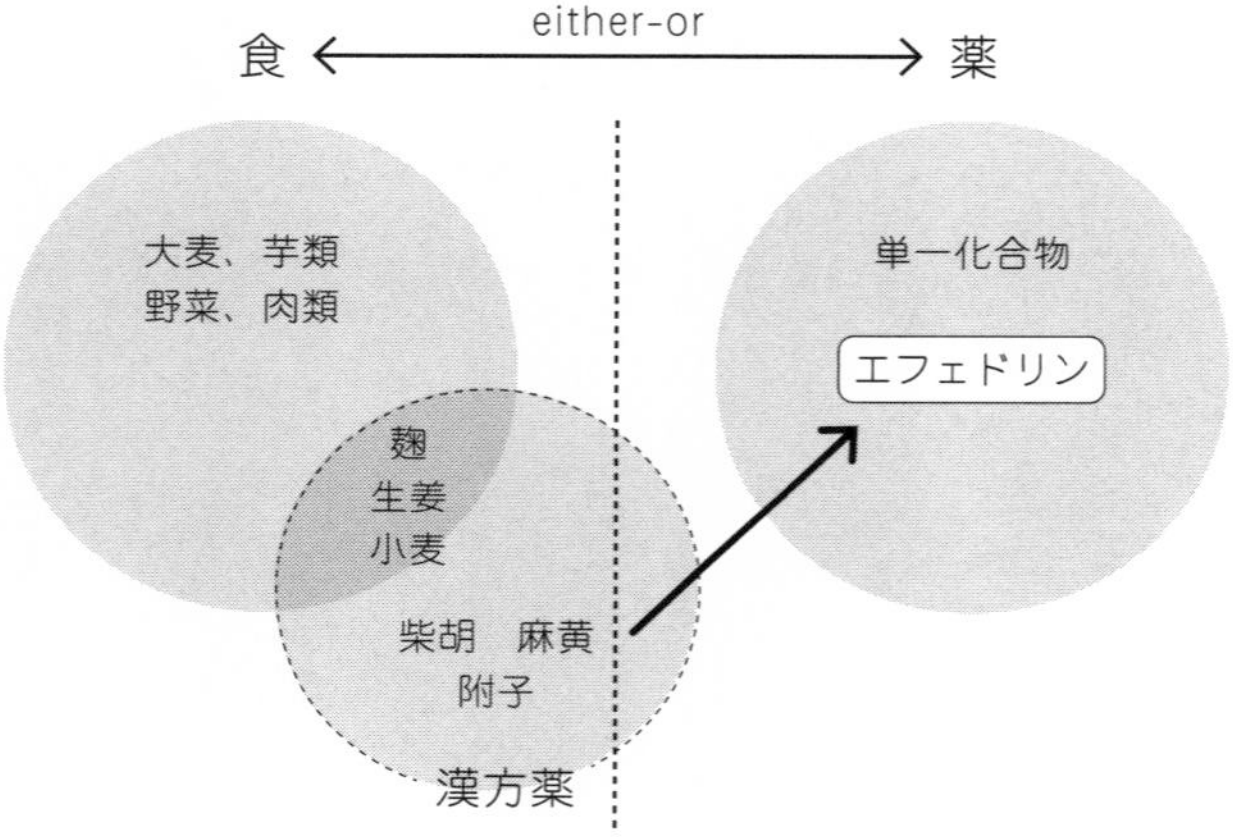

図1

そこでわたくしは彼らに「諸君は今日は朝食に何を食べてきたか」と尋ねた。様々な答えがあったが、「それで君達はそれらの食品の成分や生体内の作用を全て科学的に知って食物を摂ったのか」とたたみ掛けたところ、「医薬品の問題を食品にすり替えないで欲しい。この両者は全く別の問題だ。」との答えであった。

「食品と医薬品との間には確乎たる相違がある。」と考えるのは正しく要素還元論的な二項対立の思考である。図1に示したように、漢方薬は食物との間に明確な線引きが出来ない。食品である小麦(甘麦大棗湯)、玄米（附子粳米湯）、生姜、棗などは食品であると同時に医薬品にもなり得るのである。勿論、有毒である附子（トリカブト）などは医薬品として用いるもので食品にはならない。この種の生薬も多数あることは言うまでもない。

このような東洋の「曖昧さ」こそが、二項対立の思考では解決出来ない医療上の問題を解決できるのである。繰り返しになるが、人間存在そのものの全てを「科学的」な二項対立の思考で理解することは不可能である。そうであるとすれば、「治療学」の開発に当たっては、二項対立思考の延長線上にその具体策を求めると同時に東洋の思想や経験知の世界を顧みることも重要なことがわかるのである。

東西医学のパラダイムは相互に極めて異なっている。異なっているからこそ、相互に補完することによって新たな治療学が展開出来るのである。平出隆軒はこのことに全く気づいておらず、ひたすら漢方を排除するという自己矛盾に陥っているのである。

本書と同時出版する拙著『明治維新・漢方撲滅の実相』に記したように、明治維新政府は漢方を撲滅する政策を採ったが、この政策が採用されて僅か四〇年で漢方の知が徹底的に排除されたことがわかる平出隆軒の発言である。この様な批判は国民の支持を得て為されていることにも注目しなければならない。日清、日露の戦に勝利したことも欧米崇拝主義を正しいものとした。この国の国民の同調志向には驚くほかない。

〔批判の七〕

西洋医学が個々の兆候に対して加算的に薬剤を投与するが、漢医方は表裏内外、陰陽虚実で複数の兆候をまとめ上げて一剤で済ませるとの主張であるが、わたくしども西洋医も単純に個々の兆候に対して加算的治療をしているわけではない。漢医方は経験医学であるから、その教育も難しく、一定水準の技量のある漢方医の養成は困難である。

〔私見〕

二〇二一年を迎えた今日、加算的な投薬は一段と顕著になっている。それは診療科が細分化されていることによる。科学の進歩発展に伴い必然的に専門分科されているからである。多くの不具合を持つ患者は様々な診療科を受診しないといけなくなるが、各々の診療科で処方する薬剤は加算的に多くなっているのが現状である。ポリファーマシーという現象が問題となっているのはこのためである。

それでは漢方がこの状況を打破することが可能であるかは、医師が漢方製剤の多面的な効能を漢方のロジックで知る必要がある。そこで教育の問題が起こるのである。幸いなことに二〇〇一年から医学教育のコア・カリキュラムに漢方についての知識を持つことが新たな目標として加わった。更に漢方診療科や漢方外来はほとんどの大学病院にあり、卒前卒後の教育に当たっている。

それ以前、特に江戸時代の医学教育は幕藩体制の制約から全国統一の医師資格制度はなかった。このことが明治維新でも問題となったことは事実であり、その詳細は『漢方撲滅の実相』に記しておいた。

〔批判の八〕

吸血する昆虫の死骸を生薬として用いるのは生きていたときの性質が死後にも受け継がれるという考えであり、とうてい納得できない。

〔私見〕

これは瘀血改善剤に配合される虻虫（昆虫のアブ）や水蛭（吸血するヒル）のことを問題とした発言であろうが、今日ではこれらの生薬にプラスミン活性があることが明らかにされており、生きていたときの活性がその動物が死んでも残ることが理解出来ないとの指摘は誤った見解である。

〔批判の九〕

この様な生薬を急性化膿性炎症に貼付して、化膿を早め破潰を速やかにし、排膿を容易にするなど明記しているが、現在では急性化膿性炎症に優れた治療法があるのに、時代遅れの記述としか言いようがない。

〔私見〕

ここでは皮膚の化膿症に漢方の塗布薬を用いるのは時代遅れであるとの指摘である。二〇二一年の現在では各種の抗菌剤の塗布薬があり、表面的に見ると平出隆軒の指摘は妥当である。しかし、尋常性座瘡や臍の尿膜管遺残の感染症などは、抗菌剤の塗布やその内服でも容易には改善しない。

この難治性炎症のことを啓十郎は言っているのである。このような反復性の感染症の背後には免疫防御系の働きが充分に発揮されていない事例が存在すると想定される。このような病態においては、炎症を押さえ込むのでは無く、むしろ積極的に正常な炎症機転を発動させることが重要であると主張しているのである。

〔批判の十〕
冷やすべきを温め、温むべきを冷やす。これを逆治というとあるが、理解に苦しむ。

〔私見〕
病態に陰陽があり、生薬や方剤に寒温がある。生理学、病理学をこの視点で動員すると、新たな治療学を構築する視座があたえられるとわたくしは確信している。

漢方そのものを否定している平出隆軒には理解出来ない事柄である。近年、消化管腫瘍などの術後に、イレウス（腸閉塞）を防ぐ目的で大建中湯が広く用いられているが、これは暖めるべき病態を暖めるという治療法である。大建中湯を通じて温めるべき病態と冷やすべき病態があることが日本に於いて広く認識されることを切に願っている。

〔批判の十二〕

漢方治療は一病を治す毎に健康の度を増し、洋方治療は一病を治する毎に愈々衰弱の度を加えしむるというが、著者は具体的にどの様な例証に基づいてこの様な事を言うのであろうか。理解に苦しむ。

〔私見〕

これは啓十郎が勇み足をしたきらいがある。しかし、啓十郎の発言が該当する症例に出逢うことも少なくない。脊椎管狭窄症で両下肢痛を訴え整形外科に入院した七十歳の男性患者がいた。手術そのものは順調に済んだが、縫い合わせた手術創が術後三〇日経っても正常に融合せず、潰瘍を形成していた。食欲も全く無くなり、誤嚥性の肺炎を併発してしまった。漢方治療でどうにかならないかと相談を受けたので、これは温めるべき病態で、気血が衰えた状態と考え、帰耆建中湯加附子を用いたところ、約二週間で元気を回復し、手術創も正常となり、退院できた。ここで用いた漢方薬は生体の免疫系の正常化を図り、創傷治癒や消化管の働きも改善する。その後もわたくしの外来に通院しているが、八〇歳を迎えるというのに、千葉から筑波山への日帰り登山をするほど元気になっている。

〔批判の十二〕

汗吐下という病人の反応は病毒の所在によって起こるもので、医者は予期できないという。わたくしも瀉下の効果は無いと思われる薬剤で下痢をすることを経験している。それを薬剤の瞑眩というのであれば、瞑眩とそれ以外の反応との間に明確な区分が必要であろう。

〔私見〕

漢方に否定的な態度を取っている平出隆軒にしては「瞑眩」を問題にしたことに一種の驚きを感じる。瞑眩は治療経過中に見られる予期せぬ反応で、この瞑眩の後に疾病が劇的に改善するのが「副作用」との違いである。瞑眩とそれ以外の副作用との区別は数時間の経過観察によって明らかになる。

〔批判の十三〕

漢方の治療は同病異治、異病同治であるというが、理解できない。

〔私見〕

同病異治とは西洋医学的に下された病名が同一でも漢方のパラダイムでは陰陽虚実などによって用いる漢方方剤が異なるという意味である。異病同治とは西洋医学的に異なった病名の病気であっても漢方のパラダイムでは同じ漢方方剤が用いられる場合があるという意味であって、西洋医学こそが唯一絶対と考えている平出隆軒にはこの漢方の考えは到底理解出来ないであろう。これこそパラダイムの相違そのものであるからである。

〔批判の十四〕

表を塞ぎて裏に実し、裏を閉じて内陥するような事例にはわたくしも遭遇するが、腸出血が内症発漏の最も険悪なる症状だとの主張は納得出来ない。

〈私見〉

平出隆軒は実は漢方の知識を持っている人であったようだ。そうでないとこの反駁文は書けないはずである。漢方で言う表裏の意味や内陥の意味を知っているからである。これは平出隆軒の臨床医としての知識不足で、一例を挙げると成人型麻疹で消化管出血が見られることは知られており、予後不良である。この様な病態を麻疹内陥と啓十郎は認識していたのである。

〈批判の十五と十六〉

現代医家にとって病症に陰陽表裏という概念が知られていない事など無い。病が初期には表にあり、次第に裏に進み内陥するという記述には賛同する。

〈私見〉

先に平出隆軒が実は漢方の知識を持っていたと記したが、この〈批判の十五と十六〉で明確になった。漢方を否定する立場からの反駁文に、あろうことか、「病症に陰陽表裏という概念が知られていない事など無い」と記しており、病症が表から裏へと進行するという『傷寒論』の概念を医師として知らない者は無いというのである。自家撞着とはこの様なことを言うのであろう。

〔批判の十七〕

皮膚の湿疹に気管支炎が合併すると、気管支炎の増悪と共に湿疹は消退することを経験する。内攻とはこのような状況を説明する用語であろう。

〔私見〕

今日、アトピー性皮膚炎と気管支喘息にシーソー現象が知られている。これは皮膚炎の内攻を意味するものではない。漢方でいう内攻は例えばインフルエンザや麻疹などに解熱の目的でアスピリン製剤を投与すると起こるライ症候群などが適切な事例であろう。

〔批判の十八〕

要するに、本書に書いてあることは肯定できないことばかりで、とくに漢方方剤の説明は全く理解不能である。特に著者が「経験による」と記すに至っては現代の論理的、科学的思考とは相容れない。

〔私見〕

確かに漢方は「経験知」に依るところが多い。特に方証相対論では患者の呈する自他覚的症候に対してこれに応じた適切な方剤を投与するので、なぜその方剤が選択されるのかを論理的に説明することは困難な場合もある。しかもそこで用いた方剤、例えば桂枝湯は桂枝・芍薬・生姜・大棗・甘草で成り立っており、なぜこの様な構成になっているかの本当の理由は「科学的」な言葉では説明できない。しかし、その経験知は心身一如の体系を形成している学問である。

この学問体系は我が邦においては一千五百年以上に亘って国民の医療を担ってきた。無意味で効果の無いものが千年以上継承されるだろうか。啓十郎がこの『医界之鉄椎』で言いたいことは、西洋医学を否定して漢方の優位性を主張しているのではない。自らの国家の医療に於ける伝統的経験知も大切にしようという立場である。これを「要するに、本書に書いてあることは肯定できないことばかりである」という平出隆軒は自らの国の宝を「科学」と「欧米崇拝」の価値観の中で棄却する愚行を犯しているのである。

〔批判の十九〕

漢方方剤について言えば、一つの方剤について、その薬理作用を説明すべきであろう。また一味の生薬よりも数種の生薬の組み合わせが薬理効果が大きくなることも証明すべきである。

〔私見〕

この指摘は適切である。もっとも急ぐべき研究は一つの方剤がある種の病態あるいは疾患に対して有効か否かの検討であろう。そしてその作用機序を科学的に検討することであるが、方剤には「証」という漢方的な尺度での適応病態があるので、これをも勘案する必要がある。生薬の個々についての成分研究や薬理効果の研究も不可欠である。このプロセスを通して方剤が単に単味生薬の加算的効果でないことも明らかにする必要がある。

幸いなことに一九七一年から漢方エキス製剤が大幅に保険薬価に収載されたことから、ここに記したような臨床研究や基礎研究が急速に進展している。

〔批判の二十〕

著者は世間の医師が「漢方の食わず嫌い」と言っているが、葛根湯ひとつでも手にすることは不可能な状態で、どうして食べて試みろというのであろう。

〔私見〕

明治維新によって漢方が撲滅されて四〇年にして日本では葛根湯（葛根・麻黄・大棗・桂枝・芍薬・生姜・甘草）の生薬が医薬品業界から姿を消してしまっていたことが分かる批判である。これは『日本薬局方』がドイツ薬局方に倣った結果である。市場に生薬が出回らない状況では「漢方薬を試みる」ことが出来なくなっていた。

〔批判の二十一〕

従って、先ずは現代医家が容易に漢方薬を手にすることが出来るようなシステムを作るべきだ。

〔私見〕

建設的な提言であるが、「漢方独自の病態の理解」が前提となる。単に西洋医学で不足する薬剤として漢方製剤が容易に入手出来るようにすることには問題が有る。事実、一九七六年から漢方エキス製剤が保険薬価に収載され、容易に用いることが可能になったが、この本質的な問題、すなわち「漢方独自の病態の理解」がないがしろにされているために、漢方製剤のポリファーマシーが起こっている。

〔批判の二十二〕

著者は結論として漢方にも様々な欠点があるが、その機能的総合的な治療方針は、西洋医学の機械的、要素還元論的な思考に対して一面の真理を持っていると主張している。確かに現代医学の潮流にも問題があるが、だからといって漢方がその欠点を補完するものではない。社会が漢方に対して何の評価も与えていないのが現実である。

〔私見〕

明治維新に当たり漢方を撲滅した路線と軌を一にしている。西洋医学の不備を認めながら、そして漢方の「機能的総合的な治療方針」を認めておきながら漢方にその不備を補う資格がないというのはわたくしには全く理解出来ない。感情的な漢方嫌悪でしかないと言える。

皮肉なことにこの『医界之鉄椎』改訂版の出版された一九一五年の前年から第一次世界大戦が勃発し、日本が頼りにしていたドイツは敵性国になった。このために医薬品原料を初めとする文物の輸入が途絶えた。時の政府は医薬品の自給自足政策に取り組み生薬資源の探索を行うと共に漢方の再認識を行っている。平出隆軒のようなドイツ崇拝主義者達がこの国難に遭遇し、如何なる道を辿ったか知りたいところである。

〔批判の二十三〕

著者に望むことは、日進月歩で進歩する現代医学の成果をよく咀嚼して、科学的な態度で医師を養成することである。古い漢方を墨守するのではなく、現代化した漢方論を創り上げることである。

〔私見〕

科学至上主義の目線で「漢方」の近代化を求めた発言である。自らが漢方に接近してこの問題を解決するのではなく、「漢方」の有用性を唱える和田啓十郎に問題の解決を迫っている。漢方を感情的理由で拒否しているにも拘わらず、この様な発言で批判を締めくくる態度は卑怯と言うほか無い。この日本国の独自性は東西医学の併存と協調の姿にあるとわたくしは信じている。

第三節　国家のアイデンティティーとしての漢方

漢方と西洋医学では病症の診断と治療の考え方が全く違う。全く異なる視点で病症を診るので、西洋医学的には解決出来ない病症を漢方で容易に解決できることがある。当然、その逆の場合も在る。両者のパラダイムは全く異なるので、漢方の診断治療法や病態生理の概念を西洋医学のコトバに翻訳することは不可能である。それはあたかも一神教を信じる人々に多神教の世界観を翻訳し根源的に理解して貰うことが不可能であることにも喩えられようか。漢方のパラダイムの具体的概要は拙著『和漢診療学―あたらしい漢方』（岩波新書）に記しておいた。

従って和田啓十郎が漢方の素晴らしさを如何に強調しようとも、当時の西洋医学者には理解出来なかった。これが平出隆軒の批判とその反論がすれ違いになり、乖離してしまった理由である。しかし啓十郎は西洋医学崇拝が一世を風靡していた真っ直中において、その絶滅を危惧し不撓不屈の精神で敢えてこの二つのパラダイムの橋渡しに挑んだのである。

『医界之鉄椎』が出版されてから約百年、この書物のお陰で漢方の絶滅は辛うじて回避されているが、その実態は未だ脆弱である。しかし、この国に生きる我々は「漢方」のパラダイムを持つことを誇りとして歩みを進めるべきである。そのことは西洋医学と優劣を競うのではなく、地道にこの伝統を守り育てることに尽きる。この根幹さえしっかりと押さえておけば、そこから自然科学との協調による新たな治療法やエビデンスが将来に亘って派生し構築されるのである。

漢方がこの国の文化であるとする根拠は国民の多くが「自然の恵み」に対する安心感を抱いていることであろう。環境問題とも関連して「再生可能エネルギー」が注目されているが、天然の草根木皮を用いる漢方薬は栽培技術の確立などにより自然と共生できる医療資源である。

わたくしは世界に類のない漢方と西洋医学の同時的活用が可能な唯一の日本という国の文化に誇りを持つ者である。世界の政治情勢は時々刻々と変わってゆくが、その中にあって決して如何なる国の属国に成り下がってはならない覚悟が必要であろう。「国家のアイデンティティーとしての漢方」を正しく継承し発展させることが急務である。

〔余話〕

中国と韓国では西洋医学と伝統医学の医師を並列的に養成している。伝統医学に従事する医師を中国では「中医師」、韓国では「韓医師」と呼称している。

明治維新によって日本の医師は西洋医学の医師に一本化されたが、医師の資格を取得したものが漢方の臨床に携わることまでは禁止しなかった。考えようによってはこの事が「国家のアイデンティティー」を形成することに役立っているのは皮肉な事と言わなければならない。漢方に興味を持つことも持たないことも自由であるが、少なくとも医師としての共通の言語を持つことの意義は大きい。

第四節　この文化を発展させるということ

繰り返しになるが、漢方の全てを科学的なコトバで翻訳することはできない。それはあたかも心身一如の人間存在を全て科学的な手法で解明出来ないことに匹敵する。これは決して敗北主義ではない。わたくしたちは自然に対して謙虚であるべきだと言いたいのである。

そもそも「科学」は歴史的に見て、その出発点を心身二元論に置いている。なぜデカルトは心と身体を別なものとしたのであろうか。それは霊魂を神の司る領域であるとし、物質としての身体の観察に挑んだのである。身体は物質であるから客観的にその重量や長さなどを測定できる。つまり、科学の三原則、客観性、普遍性そして論理性を担保できるのである。

一方、漢方は心身一如のパラダイムであるから、原則的には科学のパラダイムにはなじまない。根本にある気の思想も気の量の客観的な測定など出来ない。従って漢方の臨床や和漢薬の研究に従事する者は科学を問題解決の手段として利用し、科学に隷属してはならないのである。

漢方を臨床的に実践する者、あるいはその基礎研究に従事する者は自然科学を基盤とする西洋の医学、薬学を活用して漢方のパラダイムで観察している生体反応や病理観、あるいは漢方方剤の薬理学的機序の一部を研究しているという「基本的理念」を土台として臨床と基礎研究に当たるべきである。そして日本文化の独自性を維持する重要な役目を果たしているという明確な意識と誇りを持たなければならない。

軍事用語に戦略、戦術そして戦闘がある。誤った戦略を立てると戦術も誤り、戦闘にも敗北するというのである。伝統医学である漢方への国家戦略は明治維新政府が誤ったことは明らかであるが、それから一五〇年後の現在、この国家戦略はどの様なものであろうか。

岡倉天心は「文化の理想の認識」を主張したが、この視点にたった国家的戦略がまずもって設定されなければならないとわたくしは考える。二十一世紀を迎えた今日でも、残念ながら漢方に対する国家戦略は見えてこないのである。

そこには大学アカデミズムの歪んだ現状がある。明治維新政府は漢方を撲滅することを戦略とし、様々な戦術と戦闘によってその撲滅に成功した。その結果、学問の府である大学医学部あるいは医科大学さらには薬学部、薬科大学で「漢方」の知識を持つ学者は皆無となり、政府に対して「漢方の振興戦略」を提言する人が居なくなってしまったのである。

ただし、戦術としての「漢方の振興」については行政的には実行されつつある。わたくしの前任地は国立大学の富山医科薬科大学（現・富山大学）であるが、昭和五四（一九七九）年に大学附属病院に和漢診療部が開設され、その後平成五（一九九八）年には医学部和漢診療学講座が創設された。

この大学の構想段階（一九七四―七六年）の文部大臣は民間人の永井道雄であったが、建学の理念「東西医学の融合統一」に絶大な賛意を表したと言い伝えられている。

また平成一七（二〇〇五）年には千葉大学医学研究院に和漢診療学講座が創設され、二〇一一年には福島県立医科大学・会津医療センターに東洋医学センターが、二〇一五年には金沢大学附属病院漢方医学科が創設されている。私立大学では北里大学東洋医学研究所、近畿大学東洋医学研究所、東京女子医科大学東洋医学研究所、東海大学漢方医学科などが活動している。この他に精力的に後進の指導に当たっている施設としては麻生飯塚病院漢方診療科、諏訪中央病院東洋医学科、亀田総合病院東洋医学診療科、千葉中央メディカルセンター和漢診療科などが多数ある。

〔余話〕

平成一四（二〇〇二）年から公募が始まった文部科学省のCOEプログラムでは富山医科薬科大学から応募した「東洋の知に立脚した個の医療の創生」が三カ年計画で採択された。今振り返ると応募審査領域を「医学」ではなく「学際領域」としたのが良かったと考えている。審査に当たっての面接試験で分かったことであるが、この領域の審査委員は芸術家、応用工学者、哲学者などであり、「東洋の知」を評価頂けたのである。この審査領域を「医学」にしてしまうと、分子生物学的な視点からの審査となり、恐らく採択されなかったであろう。医学界はすっかり科学絶対主義に制覇されているからである。

第五節　医療保険制度と漢方

これは前節に先だって起こった重要な事柄である。漢方を医療の中に正式に取り込んだことであるので、その経緯を記してみたい。

日本が世界に誇る医療保険制度は、昭和三三（一九五八）年十二月二七日（法律第一九二号）に公布された「国民健康保険法」に始まり、約二年後の昭和三六（一九六一）年に同法が施行されたことによって確立した。

この医療制度の確立に当たっては、日本医師会長であった武見太郎と厚生省との対話・協調があったことは言うまでもない。武見太郎は漢方を医療の中に取り込むという大局的な理念を持つ人であったので、その為の準備も抜かりなくしたと考えられる。その一つは保険薬価に収載する「生薬」の候補の取り纏めであった。これは『日本薬局方』を歴観すると分かることであるが、昭和三六（一九六一）年四月に改正された『第七改正日本薬局方』において、それまで合成新薬と混在してバラバラに収載されていた生薬が、巻末に『生薬便覧』として記述されている。つまり、この『生薬便覧』の生薬（一五〇種）の主要なものが保険薬価に収載されたのである。これは「国民健康保険法」と同時進行の形で為されているのである。

その後、平成一八（二〇〇六）年の『第十五改正日本薬局方』において「生薬等」が独立項目として収載されるようになっている。

☆

以上のことから、国民健康保険制度の枠内で、医師はこの薬価収載生薬の複数を任意に処方し保険請求することが可能になったのである。これは「医師の裁量権の拡大」の一環と考えて良い。

一九六七年、漢方エキス製剤六品目（小太郎漢方製薬）が医療用医薬品として薬価収載された。これは日本の医薬品史において画期的な出来事であった。

その法的根拠は医師の裁量権によって生薬を複数、任意に組み合わせて各々の薬価の合算として保険請求が可能となっていたので『傷寒論』等の古典に所載の漢方方剤を「煎剤」として処方し、保険請求することは合法的であった。従って葛根湯などの方剤を医薬品企業が患者に代わって煎じ、エキス剤として製品化し、このエキス剤を保険薬価に収載することも合法的であるという論理である。

最初に薬価収載された医療用漢方製剤の六品目は葛根湯・五苓散・十味敗毒湯・当帰芍薬散・ヨクイニンエキス散・ヨクイニンエキス錠であったが、この時には「漢方製剤」という薬効分類が無かったので、それぞれ、葛根湯は解熱鎮痛薬、五苓散は利尿剤、十味敗毒湯は肝臓疾患用剤、当帰芍薬散はその他循環器系用剤、ヨクイニン散、ヨクイニン錠は皮膚病用剤と言うようにバラバラの薬効分類に割り当てられていた。(正確にはヨクイニン散とヨクイニン錠は生薬製剤である。)

一九七五年、厚生省薬務局監修、日本製薬団体連合会漢方専門委員会編『一般用漢方処方の手引き』(薬業時報社)が刊行され、薬局で販売される漢方エキス製剤(二一〇処方)の構成生薬、効能、効果が公表された。

一九七六年、四一処方が薬価収載されたが、この際に『一般用漢方処方の手引き』の効能効果が医療用漢方エキス剤の効能効果に用いられたので、一般用医薬品を医療用に逆スイッチしたとの誤報がマスコミで報道された。

一九八一年、四五処方が薬価収載。

一九八五年、厚生省薬務局審査課長通知、薬審2第一二〇号、通称「マル漢通知」が発出された。「医療用漢方エキス製剤の取り扱いについて」と題するこの文書は標準湯液を設定し、指標成分量が七〇％以上を満たすことと規定し、エキス製剤の品質を担保する通達である。合法的に医師により処方された煎じ薬を製薬会社が患者になりかわって煎じ、それをエキス製剤としたのであるから、元の煎じ薬との成分の同等性を求めるのは至極当然である。

一九八六年、「マル漢通知」をクリアした一四七処方が収載し直された。

二〇〇六年、『第一五改正日本薬局方』で「生薬等」が独立して収載され、その数も二二〇種を越えるが、これは薬価収載された漢方エキス製剤に配合されている生薬でこれまで『薬局方』に未収載であったものを追加収載したことによる。

☆

以上の様な経緯で漢方エキス製剤や煎剤が広く臨床応用することが可能に

なっているが、ここで問題となるのは、「漢方薬は漢方という学問体系の理解」の下で用いられるべきものであるということである。ところが、肝心の漢方医学の基礎知識を教える医学・薬学の教育にはそのカリキュラムが無かった。そこで、言わば後追いの形でその教育が整備されて行いったというのが歴史的な流れである。

☆

〔余話〕

一、世界に誇る国民皆保険制度を実現した当時の日本医師会長は武見太郎（一九〇四―八三）であった。彼から聞いた直話であるが、文豪の幸田露伴の主治医となって幸田露伴邸に赴くと、「武見君、日本には漢方という優れた医術がある。これを復興させなければならない」と屡々諭されたという。彼はこれを受けて漢方の復興に尽力し医療保険制度に組みこんだが、更に北里大学東洋医学研究所の設立にも尽力している。また、漢方にとって好運なことは伝統医学に理解があった厚生省事務次官・木村忠二郎の存在である（在任一九五三―

五六年）。千葉大学東洋医学研究会の先輩である高柳欽一からの直話であるが、木村忠二郎は医療の在り方を広い視野から俯瞰できた人であり、漢方にも理解があったという。これを裏付ける訳書に『外辺医療―イギリスにおける正統外医療の実態』ブライアン・イングリス著・東明社（一九七一年刊）がある。武見太郎が日本医師会副会長に就任したのは一九五〇年であり、一九五七年に会長に就任している。従って、伝統医学に理解のあった木村忠二郎と武見太郎はこの国の医療制度の在り方について共通の認識を持って意見交換をしていたと推測される。

二、漢方生薬並びに漢方エキス製剤の薬価収載に当たり、武見太郎は漢方の権威であった大塚敬節、矢数道明と緊密な意見交換を行っている。また菊谷豊彦は日本医師会の委員として『漢方医薬品カード』の作成などに当たっている。

三、このたびの調査で漢方撲滅の主導者・石黒忠悳と武見太郎との関係が深いことが明らかになった。石黒忠悳は武見太郎の母堂の父（祖父）が幕末に新潟県小千谷市に開いた私塾の塾生であり、武見太郎の父君亡き後、武見家の後見人であった。

その石黒忠悳（元・陸軍軍医総監）が『日本医事週報』一〇一八号・大正四（一九一五）年に第一次世界大戦で敵性国となったドイツから医薬品原料等の輸入の道が断たれ、医薬品業界が大混乱に陥った反省から、次のような文章を寄稿している（再掲）。

「サレドモ往昔余ガ一モ二モナク極力漢方医ノ絶滅ヲ尽シタル、或ハ第二版薬局方改正ニ当リ、調査会長トシテ医薬品ノ清良ヲ庶幾スルノ急ナル余リ、独逸局方ニノミ準拠セルガ如キ、時代ノ要求及ビ四囲ノ情況ニ見テ、最善ヲ尽セリト信ゼシモ、今日トナリテハ彼ノ所謂五十年ニシテ四十九年ノ非ヲ知ルト云ヒ、又、『あと見ればさて曲りけり雪の道』ニテ、只管真直ニ辿リ来レリト思ヘドモ往時ヲ追懐シテ多少ノ感慨無キ能ハズ。」

このことはどの史料・資料にも記されていないが、石黒忠悳の「漢方撲滅」の反省を武見太郎は知っており、漢方復興に取り組む一つの動機となったものと考えられる。

四、現在も、日本国としての漢方に関する戦略が定まっていないので漢方薬の保険薬価収載を取り消そうとする「保険外し問題」が過去に二回起こっている。

これは医療保険の国庫負担を軽減するという意図の下に為されたものとわたくしは考えている。この二回にわたる「漢方の保険外し問題」は日本東洋医学会が主導した反対署名運動により取り下げられている。日本という国家の誇りと品格は何処に行ってしまったのであろうか。

第六節　『第十一改正・国際疾病分類』の画期的意義

「国際標準」という国際的取り決めが数多く有り、これに準拠することが工業界を初めとして広く受け容れられている。医療界においては国際疾病分類（ICD）があり、日本の医療保険制度における疾病分類あるいは医薬品の適応となる疾病の名前もこれに準拠している。

しかし、これまで漢方の領域への配慮は全く無かった。従って漢方エキス製剤の薬価収載に際して、その適応病態の記述に用いる用語が無かったのである。一九七五年に『一般用漢方処方の手引き』（薬業時報社）が刊行され、薬局で販売される漢方エキス製剤（二一〇処方）の構成生薬、効能、効果が公表されたが、このガイドラインに記された効能・効果は純粋に漢方の立場に立つと不備なものと言わなければならない。何故なら、例えば五苓散は陽証でやや虚証の水滞の病症に用いるが、陽証、虚証、水滞というような用語は従来の国際疾病分類にはなかったので、これらの用語を用いることは不可能であった。同じく水滞で五苓散と陰陽で区別される真武湯の効能又は効果には「新陳代謝の沈衰しているものの次の諸症」となっており、陰証で虚証の水滞の病態が適応となることを記すことが出来なかったのである。

従って、このたびの『第十一改正・国際疾病分類』は歴史的に見て画期的なものと言える。パラダイムが全く異なる「漢方」の医薬品としての適応病態は漢方の概念と用語でしか表現することが出来ないからである。さらにこの『第十一改訂版』の優れた点は、全ての医師にこの「伝統医学」の用語を用いることを強制するものではないことであろう。

しかし、医学、薬学、看護学の資格を得ようと思う者は、卒業までにこれら伝統医学の病態を表す用語の意味を理解しておくことが求められるのである。何故かと言えば、漢方製剤を自ら用いるか否かによらず、漢方エキス製剤が医療の現場で用いられている以上、それが他科から処方されていても、その適応となる病態を理解しなければ、医師としての任務を果たせないからである。また薬剤師においても、処方箋に記された漢方エキス製剤の適切な服薬指導が不可能となるからである。看護師においても、患者に投与されている薬剤の基礎知識の一つとして、漢方の病態認識を学ぶ事は必須の要件であろう。

〔余話〕

この『第十一改正・国際疾病分類』が新たに組み入れられるに当たっては中国政府、韓国政府そして日本が協力した。日本には伝統医学を所管する政府機関がないので、世界保健機関に対して「日本東洋医学会」が資金を拠出し、人材（渡辺賢治、木村容子）も派遣した。

第七節　漢方の将来と研究に望むこと

伝統医学・漢方の根幹を大切に育てることが目下の緊急課題である。根幹さえしっかりと育てておけば、そこから派生する臨床上の成果は時に応じて幾世代にも亘って国民に寄与できる。これをせずに目の前の漢方から派生した果実だけに頼っていては幹がやせ細ってしまう。これを本末顛倒というのである。

その為には漢方の臨床に携わる者、基礎研究に携わる者の覚悟が必要である。第一にはこの「漢方」という一つの学術を継承し、次世代に引き渡すことである。その為には『傷寒論』を初めとした中国、日本の古典籍（漢文）を読みこなせるだけの国語力が必要である。また、文字には表現出来ない脈の性状などは患者の診察を共に行うなど具体的に伝えてゆかねばならない。

第二には漢方が明らかに有効であった症例は可能な限り論文化し、『日本東洋医学雑誌』。『漢方の臨床』誌をはじめ国内外の学術誌に投稿し同世代と後世を裨益する努力をすることである。幸い、日本の医師は西洋医学の診断技術を最大限に利用することが可能であるので、漢方に軸足を置いて、西洋医学的な検討も加えることが出来る。この考え方がまさに和田啓十郎の臨床的態度であったと言うことが出来る。漢方の幹を肥らせるための地道な努力である。

第三には「何故そうなるのか」「なぜこの様な臨床的好結果が得られたのか」という疑問を持ち続けることであろう。平出隆軒の反駁に有ったように、なぜ漢方方剤は複数の生薬で構成されているのかを解明するのは容易なことでは無い。しかし、このことが治療薬として原則的に単一の化合物を用いる西洋医学との際だった相違である。複合成分による薬理学の研究という新領域の開拓に自分は挑むのだという確乎たる「理念」が求められる。具体的にはスーパーコンピューターの活用などの多元的なアプローチやAIの活用が必要で有るようにわたくしは考えている。理念のない研究。それは研究のための研究であって、恥ずべき事である。

第四には「業績評価」の問題である。これは基礎研究に於いては特に深刻な問題となっている。日本における医薬学領域における「業績評価」はインパクト・ファクターが重視されている。しかし、このインパクト・ファクターは西洋医薬学における論文掲載誌のランク付けであって、それはその時点における研究の潮流に乗った「科学的論文」に高い評価が与えられるものである。

このインパクト・ファクターは飽くまで西洋医学や西洋自然科学の視点からの格付けであるから、漢方の本質的解明に努力しても、当面の間は高い評価は得られない。しかし大学のシステムは助教、准教授、教授という身分制度があり、昇級するには「業績評価」が高くなくてはならないというジレンマが生じている。

具体的には、例えば富山大学の附置研究所である「和漢医薬総合研究所」の外部評価は決して高いとは言えない。問題はこの研究所の使命（理念）を何処に置くかであって、漢方方剤や生薬の基原、成分分析、薬理作用などの解明に置くのであれば、外部評価委員に漢方の本質を理解する方や東洋哲学者、人文学者が加わる必要がある。西洋医薬学の視点からだけの評価は適切ではないとわたくしは確信している。

しかし現実はそう容易ではない。いわゆるグローバルスタンダードは漢方の存在を基本的には除外している。それ故に、自分が何の為に何の研究をしているかということよりも、インパクト・ファクターが高い論文を仕上げることが最重要課題になってしまうのである。理念の欠如がもたらしている歪んだ現実である。

漢方の世界は心の問題も複数の身体的問題も同時に治療する特徴がある。従って、ある種の漢方薬がどの様な機序で効果を発揮するのかを解明するのは容易ではない。一つ提案できることは、臨床効果が明らかになった方剤の一つを研究対象とし、和漢医薬学総合研究所を中核として、複数の研究者が各々の得意とするノウハウで研究を行うことであろう。そして各々の研究成果を持ち寄って議論し、研究を深めてゆく事が提案できる。まさに、研究システムにおける複合的体制の構築であり、漢方的発想ではなかろうか。

第五には日本国として「伝統医薬学振興基本法」のような法律を作り、ＩＳＯ問題やＩＣＤなど対外的な交渉の窓口となり、また臨床研究の支援を行うことが提案できる。

法律を作る過渡的な措置として、たとえば厚労省の大臣官房あるいは「省令室」に専門官を置くことも提案できる。この「省令室」は、伝統医学の所管領域が複雑で、医師国家試験における出題、健康政策、薬務、或いはＷＨＯとの連携、ＩＳＯ交渉、更には厚生科学研究費事業など多岐にわたるので、一つの部局内には収まらない。具体的には大臣官房に付置されるのが良いと考える。当然の事ながら文科省にも「省令室」を設置し、両省の専門官が連携することによって教育と研究分野での伝統医学分野の支援、教育資源の強化を図ることが望まれる。

このことは「国家百年の計」であるが、「漢方撲滅」という誤った政策を謙虚に反省し、世界に誇る日本独特の医療の形を作り上げてゆくことは、今に生きる吾々の責務では無かろうか。

あとがき

明治維新に当たり漢方が撲滅された経緯については本書と同時出版する『明治維新・漢方撲滅の実相』に記した。漢方の撲滅に焦点を当てたので、先人を批判する内容となっているが、この著作で批判した人々を含めた多くの先人の努力によって日本は植民地化を免れ、国辱的な不平等条約の撤廃も成し遂げたのである。

しかし、帝国議会で漢方の存続が否決された事実は重くのしかかり、二十一世紀を迎えた今日にも大きく影響している。その一つは漢方を含めた伝統医学の振興推進を図る行政機関が日本には存在しないのである。従ってＷＨＯ（世界保健機関）における国際疾病分類に伝統医学の病態を採用する作業にも、中国と韓国は国の行政機関が資金面でも人材派遣の面でも対応したが、日本は日本東洋医学会という学術団体が対応したのである。幸いなことに国際合意が成立し、第十一改定国際疾病分類（ICD-11）には漢方の病態が公式に採用された。

伝統医学振興推進の部局は法令に依らなければならないが、その過渡的措置として厚生労働大臣による省令室の設置が強く望まれる。

漢方にとっての僅かな光は医学・薬学教育のコア・カリキュラム（卒業までに修得すべき必須の課題）の中に漢方が採り入れられたことである。しかし、その教育は理想の姿からは程遠い。その理由は医師・薬剤師の国家試験問題に漢方に関連する出題が極めて少ないからである。そこで日本東洋医学会として厚生労働省の国家試験担当部局に陳情に伺うのであるが、「それは国家試験委員会の問題です」と回答されるのみである。その「国家試験委員会」のメンバー（非公開）は漢方については殆ど知識を持たないと推測されるので、出題も極めて少ない。結果、大学での講義時間も削減されるという悪循環に陥っているのである。

ただし、コア・カリキュラムへの採用は歴史的な快挙であって、これと連動して多くの大学附属病院に漢方診療科や漢方外来が開設されるようになっている。

本書は和田啓十郎の不屈の魂を論じたものであるが、第二章ではわたくしの見解が主体をなしている。しかし、今、ここに和田啓十郎先生を蘇らせれば、わたくしの不遜な見解を諒としてくれるものと確信している。

なお本書の出版に当たっては多くの方々のご助力を得た。文献調査では千葉大学和漢診療学講座の平崎能郎氏と富山県立中央病院和漢診療科の渡辺哲郎氏に、旌徳碑の碑文の解読については二松学舎大学教授の町泉寿郎氏に、『日本薬局方』の調査では小太郎漢方製薬の三室　洋氏に、旌徳碑については（株）ツムラの鈴木利幸氏に、図の作成には医療法人社団誠馨会千葉中央メディカルセンターの目黒久美子氏に、草稿の査読については地野充時氏と八木明男氏のご協力頂いた。また本書の編集・装丁などは「あかし出版」の竹本夕紀氏、山本葉子氏、檜山ひとみ氏のご助力を得た。記して心から感謝申し上げる。

附録

寺澤捷年著『吉益東洞の研究』、岩波書店、二〇一二年刊より引用。原文は漢字仮名交じり文で難解であるので現代語に訳し、考察を加えた。なお単行本からそのまま引用したので、数カ所に「本書」という記述があるが、それは『吉益東洞の研究』のことである。

医事或問

『医事或問』は明和六（一七六九）年に刊行された医論である。前節の『医断』の十年後の出版で、時に東洞六十七歳。自らの著作で生前に刊行された最後のものである。すなわち、東洞医論の集大成と位置付けられる。

明治政府によって漢方医学が排除された暗黒の時期に和田啓十郎が現れ『医界之鉄椎』（一九一〇年）を著し漢方の再認識を唱えたが、その端緒となったのがこの『医事或問』であった。「或問」とは自らが設問し、それに答える形をとる文章形式の一つである。当時の内外の医書に広く採用されていた。

『医断』は当時の医界に大論争を巻き起こした。その反論の『斥医断』、それに反論する『弁斥医断』などが次々に公刊された。本書はそれらの反論をも充分に咀嚼し、自説を展開したものである。

問答の意訳を掲げて、逐次検討するが、参照の便を考え、或問に番号を付した。

〔**或問一**〕

問。医家が分かれたのは何故か。

答。上古の医者には三種類あった。疾医、陰陽医、仙家医である。『周礼』に言う疾医は、病毒の所在を見定め、其の毒に適する方剤を与えて病毒を取り去るので、諸病疾苦が全て治った。扁鵲、仲景の医法がこれである。陰陽医は病の所在を視ずに、ひたすら陰陽五行、相生相剋、経絡によって病を論じる。みな臆見であるから、手に取って治すことができない。淳于意（太倉公）がこれである。仙家医は仙人をめざして気を煉り、煉丹を服用するが、実行する人が少ないので、世間に流す害も少ない。葛洪、陶弘景、孫思邈等がこれである。

疾医は万病一毒を会得し、方証相対を心得ているので、治らない病気はない。陰陽医は五臓六腑、陰陽五行、相生相剋などを書籍で学び理論で病を論じ、実際に患者が呈している病状を手で触れることをせずに、臆見で診断するので、一見すると理路整然としていて理解が容易にみえるが、実際に病気を治すことができない。この様な病気を治せない陰陽医の書物を、後世、編纂するに当たって、陶弘景や孫思邈などの仙家医は仙家の方剤を混入させたのである。このような夾雑を経て伝えられた医書を、現在の医者は貴人のための医学として尊信しているので、ますます扁鵲・仲景の道は絶えて、其の後に疾医の道を説く者は誰一人として現れなかった。その陰陽医の根源は太倉公であるから、既に二千年、この道は途絶えている。この間の事情を知りたければ『医事古言』を参照するとよい。

〔考察〕

淳于意（前二一五―？）は『史記』の扁鵲・倉公列伝に記された前漢の医人である。葛洪（二六一―三四一？）は『肘後備急方』『金匱薬方』『抱朴子』を著した。陶弘景（四五六―五三六）は散佚していた『神農本草経』を整備し、『名医別録』を合して『神農本草経集注』を著した。孫思邈（五八一―六八二）は『千金要方』の著者。

〔或問二〕

問。今の陰陽医流の医方で病が治り、疾医の方で死ぬことがある。何を根拠に、双方の善悪を区別したらよいか。

答。死生に人間は介入できない。天の命である。医者はひたすら病毒を駆除して病苦を救うのが任務である。しかし医者にも技量の差がある。高い水準に達した医者というのは、その術を真に自得した者である。この病はこの薬で治るという確信の下に、其の毒がつきるまで徹底的に一貫した方剤をもちいて、妄りに方剤を変えることはしない。真に自得していない医者は心に疑いが生じ、日々方剤を加減したり、変えたりする。これでは病は治るはずがない。今の陰陽医流の所謂補剤などで治ったということは信用できない。

そもそも、病毒は動くもので、休息の期間がある。この休息に向かう時期に用いた方剤は、その方剤が効いたように思われるが、実はそれは薬効ではなく、自然の消長の中で毒が静まったのである。その証拠に再発した時に、其の方剤を用いても無効なので、方剤を変えることになる。これをみると、以前の方剤が効いていたのではなかったことが明白になる。また、世上、相薬と言われるような、用いる毎に病が静まる薬が有るとされている。これは病気の消長の周期にたまたま相対したもので、なにもせずとも、自然に治まるものである。この道理を知らずに相薬などというのは迷妄である。真の意味での相薬（方証相対した薬）は必ず毒に当たるので、瞑眩して治る。瞑眩する時は不快な症状が現れるので、いっとき不相応な薬のように思われるが、其の後に病気が治るので、相応の薬と考えなくてはならない。

〔考察〕

〇「今（陰陽医流）の方剤で治ると言うことは信じられない」という発言の根拠は、東洞の見地からは病毒を温存する方針の陰陽医流では根治できる道理がないと言うことである。

〇後段の病気の消長は梅毒の一期・二期・三期を見ていた東洞の臨床経験が有力な根拠になっているものと推測する。また、梅毒に限らず様々な重篤な感染症の経過を、東洞は慎重に観察していたことが窺われる。

〔或問三〕

問。毒が完全に排除されて病気が治ったのと、自然の消長の一環で静まったもので、薬効ではないとする二つの事柄を区別できるか。医者でないと区別できないものなのか。

答。これは本当の事実であるから、医者でなくとも分かる。しかしありふれた軽微な病気では、瞑眩が現れたとしても軽微であるから、判別しにくい。両者の相違がはっきりと分かるのは、重篤な傷寒、時疫、下痢病などで、生死が十日か二十日で決まるような病気の場合である。このような患者について、現在、世間で腕が立つ医者十人が診て、全員が必ず死ぬというなら、大病に疑いがない。この際、各々の医者に「それではあなたが必ず死ぬとした患者は一〇〇%死にますか」と質問すると、其の医者は「一〇〇%ではない、死ぬこともあれば、生きることもある」と答えるであろう。この答弁は本当のところ、生死は完全には知る事ができない証拠である。生死は天の造化の専権事項であって、人間は思惟できない。医者が担当できるのは病気に対してだけである。其の疾病を治すことに専念すれば、天が与えた寿命が尽きない人は、その全てが生きるのである。さらに其の医者達に「此の人が、もしも生き残るとした場合、幾日くらいの経過で回復しますか」と質問するとよい。そこに居合わせた医者十人全員が「此のような重篤な患者は、生き残るにしても、八九十日を経過しないと正常状態には回復しない」言うであろう。これは事実であるから、その言葉に偽りはない。また医者ではなく病気の知識に詳しい一般人に質問しても、医者達の先の意見とほぼ同様であろう。ところが、この患者を其の日から私が預かり、毒の所在と容を見て処方し、その毒を排除することに専念すると、寿命が尽きない人にあっては、約三十日で回復する。これは一貫して「以毒攻毒」以外のことはしないからである。急性期を脱した後に補剤で養う治療法では八九十日も経過しないと平常には回復できない。その違いは五六十日である。

また、病名、病因を論じる医者は、至って腕が立つように聞こえるが、各人の論理展開を聞くと、その見解は異なっている。それは所詮、空理空論であって、毒の所在を見定めることができないので、最初に決めた薬方を、終始一貫して投与することなどできはしない。定見が無いので、日々に薬方を変え、或いは加減するのである。これは「以毒攻毒」「方証相対」によって確実に治療する法則を知らないからである。とは言え、陰陽医流で方剤が適合することがあるが、それは偶々の幸運で、患者に与えられた天命によって死ななかっただけの話である。治療法則を知っていないことは、処方が日々変わっていることで知る事ができる。

そもそも、医者たる者は病毒の所在の診断方法、方剤について、踏むべき道を知らなければ、病を治すことはできない。これを軍事に喩えれば、大将が士卒を使うようなものである。士卒に絶対の信頼が置けないようでは攻撃、撤退など秩序立った軍隊の機動力は発揮できない。病気の治療でも、医者が自分の使う薬を恐れ、信頼できないようでは、病気は到底、治せないのだ。

〔考察〕

ここでは原文にはない「以毒攻毒」「方証相対」の語を補って意訳を試みた。「陰陽医流」という用語も創って挿入した。陰陽医流の駆使する理には、そもそも定準がない、「理に定準がない」ことは荻生徂徠が喝破したところである。補剤というものを否定する徹底した態度は、それだけ当時の医療常識の中核を補剤が占めていたからに他ならない。竊に筆者は東洞も補剤が有効な局面があることは承知していたに違いないと考える。しかし、敵の拠り所である補剤城の本丸を直撃するのが最も効果的で、些かの妥協もせず徹底的に敵の主張を粉砕する。これでなくては戦にならない。これが東洞の大戦略であり、生涯を貫く姿勢であった。

〔**或問四**〕

問。先生は用いている薬方に目立った効果が無いのに、半年間、一年間と薬方を変えないのは何故か。

答。これは治療についての「暗黙知」（毒の見定め・薬方の方格・薬徴）、をしっかりと自得していなければ実行する事は困難である。病の病名を付け、病因を論じるのは、所詮、臆見であるから、十日間も其の薬方を投与して効果が見られないと、心に疑いが起こり、薬方を変えるのである。扁鵲のような疾医は、病毒を見定めて、此の毒は、此の薬で治すという方針をしっかりと心に決するので、たとえ効果が即座に得られなくとも、病が治りきるまで、薬方を変えないのである。このように長期間、ある薬方を投与し続けると、その経過中に自然に病毒が動き出す時がある。その動き出す時には大いに瞑眩し、病は治るのである。こうして病が治った時レトロスペクティブに見ると、其の薬方を途中で変えていたならば治らなかったであろう事が分かるのである。ところで、「薬方を変えない」という事について言うと、その薬方が病に的中したものか否かを良く理解せずに、ただ「薬方を変えない」という事だけを自慢して、患者を惑わす者がいる。これは法を自得していない無法者のすることとである。騙されてはいけない。無法者か否かを識別するには、其の医者の治療の根拠を問いただしたらよい。このような無法者は、治療の法を自得しておらず、出任せの理由を述べ立て、曖昧な自己流の考えで場当たり的に答えるので、最初から最後まで一貫したものにならないのである。他方、法に則ってよく病を治せる人は、自得によって確信したこと以外は述べないので、終始一貫しており、病人に変化が起こっても驚くこともなく、用いている薬方で目立った効果が現れなくとも、其の患者の毒の容が変わらない限り、いつ迄も同じ薬方を用い続けるので、最終的に良い結果を得るのである。このような理由で、即座に効果がみられなくとも、一年間、半年間と同一の薬方を続投するのである。

〔考察〕

「方証相対」とは言え、毒の所在・容の見定め、つまり証の決定、用いる薬方の理解という知識のレベルが問題であることを指摘した一文である。これは「暗黙知」であるから自得しなければならない。

禅の悟りにも段階があると聞くが、頭で分かったつもりになるのと、心底自分のものにするのとでは、治術に雲泥の差が生じる。

東洞のこの理念を実践することは言うべくして実行は容易ではない。しっかりとした医師・患者関係が前提となる。ある国では三―七日で薬効が出ないと、患者が医者をすぐに替えると聞いた。このような社会的風潮の中では東洞の理念は実践できない。

「証が確定したら、妄りに薬方を変えることはしない」という基本方針が東洞の臨床で実践されていたことは、『建殊録』や『東洞先生配剤証録』から知る事ができる。

〔**或問五**〕

問。聖人の道も、医の道も、それを生んだ中国本土では絶えてしまったと言うことについてはどうか。

答。堯・舜・禹の聖人の道が絶えたのは、春秋戦国時代の孟子や荀子などから既に始まっている。『論語』において、子貢が云う「先生（孔子）の人性論や天道論について語られることは稀で、容易に聞くことができない」と。孔子の高弟である子貢すら聞くことができないという事柄を、荀子は性悪と言い、孟子は性善言い、それぞれがそれを根拠に言説を展開したので、とうとう「気」についての穿鑿が始まることになった。「性」や「天道」は造化の定める所で、人間の思惟が及ばぬことである。それにも拘わらず、これを説いたので、ありのままの天道が損なわれ絶えてしまったのである。聖人の道はその結果が具体的事実として現れ、人間が自得した後でその存在を知り、実践以外では表現できない。つまり、「性」と「天道」とは「暗黙知」として心で自得するしかない。決して言葉では表現できない。このような理由から、孔子も言葉にすることは極めて稀で、子貢も孔子から滅多に聞くことができなかったのである。

この聖人の道が絶えてから、次第に陰陽五行によって、本来、介入できない所の天道を理屈で云々するようになったので、扁鵲のような疾医の道も絶え、医界では、理屈をこね回す太倉公のような陰陽医だけになってしまったのである。実際、扁鵲などは造化の専権事項には一切介入していない。ひたすら病毒の形状を観察し、其の毒を去り、病苦を救うという、実存的経験主義を貫いたので、千年を経過しても、治術において内容が変わってしまうことは無いのである。聖人は自ら実践し納得したことだけを「知った」と言い、実践しなかったことは、およその事は分かっていたとしても「知らない」と仰せられたので、その「知った」という事柄に事実に相違するものがないのである。

〔考察〕

○ここで主題とする「聖人の道」は非常に大きな哲学的問題である。荻生徂徠も『弁名』(1)の冒頭に掲げ、これを詳細に論じている。徂徠は云う「道は統名なり。由る所有るを以て之を言ふ。蓋し古先聖王の立つる所、天下後世の人をして此に由りて以て行わしめ、而して己も亦此に由りて以て行ふなり。云々」と。

○『論語』(2)の引用は「公治長・第五」からで、原文は以下のとおりである。

子貢曰、夫子之文章、可得而聞也。

夫子之言性與天道、不可得而聞也。

この「道」に関する見解こそが、徂徠学の儒学革命の根幹である。東洞も造化と人間存在との関係を識ることによって、医療思想の形成を成し遂げたのである。

○東洞の盟友・山脇東洋は『蔵志』を著したことからも理解されるように、人体の仕組みの解明に取り組んだ。しかし、東洞はこの件には全く興味を示していない。その理由の一つは、「人体は造化の為せる業であり、これに人間は介入できない」とする姿勢が有ったのではないかと考える。

〔**或問六**〕

問。後世派の医者は、風寒暑湿燥火の六気に傷られて病が起こると言う。疾医は傷られることは無いという。この点を問う。

答。風寒暑湿燥火は、天の六気であって、万物の生長、収蔵を行う天の生令である。どうして天が人を傷害する道理があろうか。もしも有ると主張するのであれば、それは天を自分の恣意で思いのままに理解しようとする企てである。なぜならば、天下万民はことごとく六気の内に生まれ、朝夕に六気に曝されないことはないが、障害される者と、されない者が居る。どうして天が両者を区別して、或者は罰し、或者は罰しないなどと言うことがあろうか。もし天が下した罰が疾病というものであれば、なぜ薬で治せるのか。よく考えなさい。私自身、名医の治法に随い、臨床に従事して考えたことは、六気に傷られたとする病症であっても、其れだからと言って特別な薬方が有るわけではない。単に扁鵲、仲景のように、病毒の容を診て、それに対応する薬方を投与すれば、汗吐下和が起こって、万病が治る。後世派の言う六気に傷られ易いという人も、其の人の毒を排除すれば、再び風寒に遭遇しても傷られることはない事実から、六気というものと人間存在について理解することができる。

〔考察〕

『医断』二十九・病因の項で記されたことと同じ論理が展開されている。如何なる外的な因子であろうとも、体内の毒がなければ、これを犯すことはできない、との主張である。万病の生起は体内の一毒に帰すのである。

〔或問七〕

問。六気の一つである風にあたって、風の病が起こり、食物にあたり、腹痛した際に、其の食物を吐いてしまうと腹痛が治る。このように因果関係が歴然としている事実を見ると、飲食物、外来の邪気に傷られないとは言えないのではないか。

答。万人が同じ風にあたっても、傷害される者とされない者が有る。また、同じ食物を摂取しても、中毒症状を起こす人と起こさぬ人がいる。これは風・食に傷られたのではないのである。風・食を含めて天の気と言うが、この天の気に感じて、以前から在った腹中の毒が動き出すからである。この体内の毒を取り去れば、日頃から風や食に傷られ易いという人も、どれほど風にあたろうが、何を食べようが、傷られることはないのである。ところで、食物に好き嫌いがあるが、嫌いな者というのは、これが腹中の毒に衝突する物であるために嫌うのである。従って、あらかじめ此の毒を取り去ってしまうと、嫌いであった物も好きになり、食べるとあたって腹痛するという物も、あたることが無くなるのである。以上のことから理解されるように、風も食も、単独では生体を傷害するものではない。生体内の毒が動くことで不快な事象が起こるという事を知らなければならない。

〔考察〕

或問六を補完する内容である。現代医学の感染論では「微生物対宿主関連」が古くから唱えられ、免疫学の発展によって宿主側の防御システムが明らかにされて来ている。また、原因と共に「誘因」という概念もある。

〔或問八〕

問。『黄帝内経』その他の諸家は、五臓の積という病態を説いている。疾医は唯一毒と言って五臓論は採用しない。何故か。

答。臓腑のことは上古の『周礼』『管子』などに記述があるが、後世にいう五臓六腑の事ではない。後世の五臓六腑論は漢代になって陰陽医が盛んになってから後に形成されたものである。『黄帝内経』などに、心積、脾積、肝積、腎積などの事が詳しく論じられ、此の病は、此の薬で治ると言うようになった。其の理屈は一見すると理路整然に思われるが、これを今、実際に臨床で用いても薬効はない。腹腔内の事は外からは目にすることができない。従って五臓論は所詮、推量であるから、疾医はこの説を採用しないのである。

〔考察〕

○ここに言う「積」（せき・しゃく）は「積聚」の略称。腹内に結塊があって、腫れや痛みをともなう病症。因みに、心積は胸部痛に心煩・抑鬱をともなうもの。

○五臓の積についての記述は『内経』ではなく『難経』であると考えられる。「五臓之積、各有名乎。以何月何日得之」など詳説されている。

〔或問九〕

問。「生死は知らず」というのは強力な薬剤を専ら用いて、患者が死亡してしまった時の言い訳だと言う人がいる。如何か。

答。わたしが「生死はしらぬ」というので、世間の皆が恐れるのも当然である。しかし、妥協して世間に諂うつもりは無いし、言い訳するつもりもない。もしもこの言葉が言い訳の為のものであれば、どのようにでも表現を工夫できる事であるが、生死は元々知らない事なので、「しらぬ」というだけのことなのだ。聖人も「死生命あり」と仰られて、人が思惟することができないものなのだ。其の知ることができない事を知ろうとするから、治療に迷いが生じる。言うまでもなく、人間が一番大切にするのは命である。しかし、その生と死の二つはすでに生まれる時に「生」は完了し、「死」だけが残っているのが人間存在なのである。もしも変わるとすれば、「死」より他はない。それが人間なのだ。その人間を預かるということは非常に危ういことである。特に大切な患者を預かった場合、もしも死んでは大変だと思う心が働くと、冷静な心が失われ、混乱して病態の把握もできなくなる。「死」という一語に目が眩んで、適切な治療ができない。その途方に暮れ、忙然とした有様は俗人にも劣る。これは他でもない、生死を知ると言いながら、実は生死を知らない結果なのだ。医者は病苦を救うだけで、生死は天が司る所と明確に心に決めれば、迷うことはない。これを明確に自得すると、世間の多くの医者が必ず死ぬと宣告した患者でも、生死は度外視して、全力で治療に当たれるので、全快することがある。こうして考えると、「生死をしらぬ」という事は、医者の重要なキーワードである。しかし「生死をしらぬ」の一語は口では言えても、心にしっかりと覚悟することは難しい。心に覚悟しない者は、医者とは言えない。

「古昔、扁鵲、虢に過るに、太子、暴かに厥して死す」という状態であったが、扁鵲は治療して蘇らせた。そこで、天下の人々はこれを称賛して「扁鵲、能く死人を生かすと為す」と言ったとのこと。しかし、扁鵲は称賛の此の言葉を認めずに「越人（吾）は能く死人を生かすにあらざるなり。此れ自ら当に生くべき者を越人能く之を起たしむるのみ」と言ったのだ。この故事をじっくり考えて、生死は、医者が関与するものではない事を知らなくてはならない。

私は、以前に、京都祇園町、伊勢屋長兵衛という人た事がある。この患者は激しい下痢（泄瀉）の病で世間一般の医者は治せないという。そこで私が招かれた。往診してみると、心下痞鞕、水溶性の下痢、はげしい嘔吐があり、いまにも死にそうな状態であった。私はこう云った「私の治療を世間では大いに恐れている。その理由は、一般の医者が柔らかい、作用が穏やかだと云う薬でも、私が用いて病に的中する時は、激しい瞑眩が起こるからである。しかし、この瞑眩を恐れていては、病が治せないのだ」と言ったところ、患者の家族の者は納得して薬を処方してくれるように求めた。そこで、生姜瀉心湯を三貼用いたところ、其の日の午後四時頃、激しく吐き下し、患者は気絶した。このような事態になったので、家中が大騒ぎになり、医者を幾人か呼び寄せて診察させたところ、医者は全員、死亡してしまったと言って帰ってしまった。そのようなことで、私が呼ばれた。再度、往診して患者を診ると、顔色、脈、呼吸の全てが絶えている。家中の者も皆が死んでしまったと考えた。私はこう云った「本当に死んだようにみえるけれど、其の形状に疑いがある。しかも死んだ状態になってから四時間ほどしか経過していない。先ずは冷静に、とうとう死んでしまったのか、死んではいないかの判断を見合わせるのがよい。薬は前と同じ物を口の中に注ぎ込んで、咽に通れば、追加して入れなければならない」と云って帰ってきた。

その真夜中の午前0時頃、患者は夢から覚めたように目を開き、「親戚一同が集まっているのは何故か」と尋ねた。親戚一同の者が驚いて云うには「今日の午後四時頃からただ今まで、呼吸、顔色、脈が皆絶えてしまっていた。医者達を集めて見せたが、死人に薬は無いと云って帰ってしまった。そのような訳で、皆が集まっているのだ」と云ったところ、患者も不思議に思い、思い返せば、昼頃に大いに下痢をしたが、其の後は何の苦しみもなく、寝てしまったように記憶している。もう大丈夫、気力も良くなったので、皆様お帰り下さいと病人が言ったのだが、一族の者達は不審に思い、昼間に診てもらった近所の医者を招いて、診察させたところ、「脈も正常で、何の病もない」と云って帰ってしまったので、益々病人は気力を得て「どうかお帰りください」と云ったので、一族の者は皆、帰った。皆が帰った後で、大変に腹がすいたと云って、茶漬け三椀を食べ、満足して寝た。翌朝になると、益々丈夫になり、下痢・嘔吐という多年の病苦を忘れてしまう状態にまで回復した。

此の人は、幼少の時から、食当たりするので、白粥で養育され、四十歳を過ぎても、食べ慣れないものを食べると、すぐに当たってしまうので、食べることができなかった。ところが、此処に記したような病が、このような経過で治ってから後は、何を食べても当たることはなく、七十歳までも壮健に暮らしたのであった。此の患者の場合も、最初に毒の所在を見定めて、その毒に対して適する方剤を投与しただけの事である。最初から生死を度外視して薬を投与したところ、此のような結果になったのは、患者の寿命が竭きていなかったので、生きたというものである。どこの国の病人の治療に当たっても、「生死をしらぬ」と云うので、私の治療を恐れる人が多い。しかしながら、「生死を知る」と云うよりは、「知らぬ」という治療に効果があることを考えなくてはならない。

以前のこと、或老人が私を諫めた事があった。「あなたは、日頃、生死を知らないなどと言うから、世間の人は大変に恐れている。其の事を言わずに治療を施して下されば、治療を依頼する人も多くなり、人を助けることも多くなるでしょう」と言ってくれた。ひそかに、この老人の諫めを考えると、私を世間に顕わそうとして、親切に教えて下さった事で、その配慮は大いに有難いことではあるが、元々生死は知らないことなので、たとえ世間に流行る医者になったとしても、偽りは言えない。尊敬する年長者が諫めて下さることであるので、このお諫めを断ることもできない。しかしながら、人の病苦を救い、私が信じている道を後の世まで伝えて、人の助けになろうという事は、年来の私の志願であるから、たとえ現時点で私の医術が流行らずに、餓死してしまう迄になっても、この道だけは踏み外してはならないのだ、と。

上古に顔淵云う「孔子さま。あなたの道は至って大きいので、天下は受け容れるものがありません。しかし先生には、その様な世間を問題視することなく、是非、之の道を推し進めて下さい。世間に受け容れられることがなくとも、何の憂える必要がありましょうか。受け容れられないからこそ、初めて君子であることがわかるのです。道の修らないことこそ、我々の恥なのです。道がすでに大いに修っていて、用いないのは、国を所有する君主の恥です。むしろ、受け容れられないからこそ、そこに君子であることがわかるのです」と。

医の道もこれと同じです。二千年間、絶えていた道を再起させて行く事ですから、たとえ餓死することがあっても、此の道が世に行われるならば、私の生涯の本望です。折角にお諫め下さった事ではありますが、此のように道に関わる重大な事柄ですので、「知らぬ」と言い続けて死ぬことになるでしょう、と諫言を辞退したところ、この老人は憮然として帰って行った。大変に残念な事になってしまったが、道に違背し、人受けするように方針転換することは、私は断じてしない。生死に関する、此のことが明確でなければ、医術の本質を自得することができない所以である。「知らぬ」と言うことを、どうして言い訳などにできようか、決してできない。単なる言い逃れでない事は、この道によって、実際に疾病が治るという事実によって知ることができるのだ。

〔考察〕
○東洞の医論の核心であるので、具体例や、諫言を記し、生涯の本望を開示したものである。
○顔淵曰くの引用は『史記』孔子世家第十七。

〔或問十〕

問。太倉公（淳于意）は大昔の名医であって『史記』にも「扁鵲倉公列伝四十五」と扁鵲と並べて称賛されています。其の太倉公は、専ら生死のことを述べています。ところが先生は、医者は生死に関与できないと仰せられます。如何ですか。

答。太倉公は陰陽医である。疾医でないことは「列伝」の冒頭で見なさい。扁鵲は疾医である。其の道が後漢の張仲景に伝わり、仲景が没した後は絶えて伝わることが無かった。現在の医者は全て太倉公の流れであって、二千年このかた一人も疾医の道を行う者はない。太倉公は専ら生死を論じているが、本当のところ生死を知らなかった証拠には『史記』太倉公の伝にも、斉王、太倉公に問う「病を診し、死生を決するに、能く全てを失すること無きか」と。臣意（太倉公の名である）対えて曰く「意（吾）、病人を治すには、必ず其の脈を切し、乃ち之を治す。其の脈逆なるは治すべからず、其の脈順なるは乃ち之を治す。脈を精しくせざれば、死生を期する所に非らず。治すべきと視れど、時々之を失す。臣意も全きこと能わざるなり」と記されている。生死を充分に知っている太倉公がいくら生死を論じても一〇〇％当たらない。また「生死はしらぬ」という私でも、臨床に熟練しているので、生死の予測を七・八〇％は間違わない。こうなると、「生死を知る」という太倉公と、「知らぬ」という私も同じ事である。前にも述べたように、死生は天の造化が司るものであるから、人間が論じて知る事ができる道理がない。専ら生死を知るという太倉公も、実は知らないことは、以上の言葉で明らかである。

〔考察〕

『史記』の原文を記す。

問臣意。診病決死生、能全無失乎。臣意対曰、意治病人、必先切其脈乃治之。敗逆者不可治、其順者乃治之。心不精脈、所期死生、視可治、時時失之。臣意不能全也。

〔或問十二〕

問。古方を信じる人は、後世流の医者を受診しない。後世流の医者を信じる人は、古方を恐れて受診することはない。また、古方の治療を受けても快気しない人は、古方を前にも増してひどく恐れる。何故か。

答。古方（古医方の薬方）が的中して、瞑眩するとひどく苦しむ事になるが、その後で気持ちが晴れ晴れする事を知っている人は、古方を幾度でも用いて、病毒が尽きるまで服用するので、最終的に全快し、瞑眩しなければ病気は治らないという事を十分に承知している。このような理由で、後世流の薬を用いなければならない理由がない。一方、後世流の医者を信じる人の目からすると、古方の治療は、非常に荒く危険に見えるので、受診しない道理である。また、古方の治療を受けて快気しない人は、前にも増して恐れるというのは、治療を任せて貰っても、治療を完遂しなかった人である。古方を一度も経験しなかった人より、甚だしく恐れるのは当然である。その訳は、薬が効果を現す時には、必ず瞑眩し、死んでしまうのではないかと思う程に苦しむことがある。しかし、この瞑眩は薬が引き起こしたことであるから、約四時間経過すれば、薬の作用は無くなり、夢から覚めたように気持ちよくなり、病毒は大いに減衰するものである。この一連の経過があることを理解せず、瞑眩した時に驚いて他の医者（後世流）を頼んで、所謂補剤を用いると、瞬時に快気するので、荒療治で死にそうな所を、補薬を投与されて、命拾いをしたように思い、益々古方を恐れることが以前にも増すのである。これは、実は補薬によって治ったのではない。それ以前に服用していた古方が十分に作用を発揮した後に、その作用が消失して快気したのである。しかし、患者というものは、このような経験から、古方を信用しなくなるのも事実で、古方を受診する前よりも更に恐れるようになることは知っておかなくてはならない。

〔考察〕

古方を用いた場合、其の後に起こるであろう一連の反応（瞑眩）をあらかじめ患者に理解して貰う努力が必要である。医師と患者の信頼関係の構築は時代を超えて、医療の基本中の基本であるが、「言うは易く行うは難し」である。

〔或問十二〕

問。後世流の医者に尋ねると「病毒は全て排除されることは無い」という。東洞一門では全て除去できるという。如何か。

答。病毒は生まれて後に生じたものであるから、毒薬によって取り去ることができる。その証拠には、重篤な病気を治療して快気すると、その後に再発することはない。また作用が穏やかな薬で、気を補い、体を養うことを金科玉条としている医者は、毒性の強力な薬を恐れて用いることはないので、毒が完全に排除される道理がない。しかし、後世流の治療で治る病気もある。これは本当にその薬が治したのではない。自然経過で毒が静まって快気したのである。その証拠には、病気は再発するのである。そのような理由で、毒は完全には去らないと言うのである。疾医は毒を完全に排除する。従って再発しない。

〔考察〕

『論語』に「述而不作」とある。考察は控えることにする。

〔或問十三〕

問。老人、小児、また、非常に疲れている病人に、作用の激しい峻剤を用いる事は如何か。

答。「死生は造化の司る所」ということを明確に了解せず、また治術の技能が修得できていない人には、非常に実行が困難なことである。死生の事を了解した人は、たとえどんなに疲れている老人、小児であっても、此の病症は此の薬で治るということを、十分に心に自覚するので、激しい薬を用いる。一方、自覚できていない人は、自分が投与する毒薬に患者が堪えられずに、死んでしまうことは無いだろうかなどと、惑う心があって、峻剤を用いる事ができないものである。このような治療で、死亡する病人は、どのような毒薬を用いても、其の病毒が動かないので、瞑眩も起こらない。瞑眩すれば、病毒が減衰するので、たとえ寿命が尽きて死ぬことがあっても、病に伴う苦しみもなく、安らかに死ぬのである。そもそも薬は、体を養うものではない。腹中の毒を取り去るものである。腹中に毒があれば、食が進まず、このために羸痩するのである。其の毒を取り去れば、食は進み、結果として体を養い、丈夫になるのである。当然のことながら、非常に痩せて衰えている人は、大いに毒があるためである。前にも増して薬を激しく用いなければならない。特に老人、小児では病状が急速に変化するものである。その理由は、病毒が盛んな時は、此の病毒を持ちこたえられずに病状が変化することがある。其れ故に、峻剤を用いるべき好機を失うことがあっては、再度の好機は巡ってこない。このような場合に決して恐れてはならない。たとえ今にも死にそうに見える病人であっても、その毒を取り去る毒薬を用いると、大量の発汗、激しい嘔吐、激しい下痢が起こって、夢から覚めたように、心地良く治るものである。あの『傷寒論』に「体が強い人には一銭匕、羸人は半銭匕」と、薬用量の加減が書かれているが、これは後世に編纂者が自説を書き込んだものである。これに惑わされてはいけない。

〔考察〕

『建殊録』末尾には、東洞の四歳の子供が痘瘡に罹患し、紫円を用いたが死亡してしまったことが記されている。この或問に記されている治療指針は、東洞が実践した強い確信であることが理解される。

〔或問十四〕

問。世上、大毒と称される薬を用いて、即座に死亡する患者がいる。それでも薬で死んだのではない、と言えるのか。

答。薬によって死んだのではない。当然に死ぬ時節で死んだというものである。その理由は死ぬ運命にあるものは毒薬にあたることもなく、つまり、瞑眩も起こらず、何のこともないものなのだ。また毒薬にあたって不快感が見られても、吐いたり、下痢したりと反応する勢いが無くなっているのは、腹中の毒が盛んで、体がすっかり押さえ込まれてしまっているためである。こうなってしまうと、扁鵲でも、どうすることもできない。死生を考えることなく、ひたすら証に随って薬を投与し、天命を待つだけである。

〔考察〕

徹底した死生観である。生死を云々し、挙げ句は治療を辞退する陰陽医流を粉砕するには、これだけの決意が必要であった。そして、この確信は、陰陽医流の医者が治療を放棄した患者を少なからず救っていた実績によって強化されたであろうことは想像に難くない。『医断』（痼疾）に云う「彼れ已に治すこと能わざれば、則ち千百人中に一人を起たすと雖も、亦た善からずや」と。

〔或問十五〕

問。毒薬によっては死なないとは言えない。大昔から毒殺という事がある。そうであるのに、東洞先生、あなたは河豚魚の絵に讃して「獣名にして魚、何の神なるや、毒は毒に毒して、人に毒せず」と仰せになられた。如何か。

答。「毒薬」という語から「毒」の字を去って、「薬」とだけ言うのは、後世になってからの事である。上古の書籍には「毒」と記されており、「薬」一文字の記述は聞いたことがない。『周礼』に云う「毒薬を聚めて医事に供す」と。『素問』に云う「毒薬は邪を攻む」と。また云う「病を攻むるに毒薬を以てし、精を養うに穀肉、果菜を以てす」と有る。其の毒を人に与えるのであるから、これを知らない人は恐れて当然である。そもそも薬が貴いのは、効果があるから貴いのである。もしも毒殺と云って、薬によって死んだ場合、それはもはや「薬」という定義から外れた範疇の事柄である。また、病を治すのに薬方を用いるのは、人の病苦を救うためである。薬は同じ毒薬ではあるが、それを巧みに組み合わせる、そこに違いがあるだけである。十分に其の事を自得した人は、毒薬を用いることに恐れることはない。この道理を知らない人は、これを非常に恐れる。たとえ如何なる英雄、豪傑でも、知らない事柄には不安を懐くものだ。一方、学問には縁のない人であっても。其の事柄の様子をよく知っていると、不安に感じることはない。私が毒薬を用いるのも、これと同じで、此の毒薬によって、此の病は治るということを熟知しているので、少しも恐れることはない。どの様な大毒の薬方を用いても、病が治るだけで、そのほかの有害事象はないのである。

〔考察〕

○河豚魚讃は『全集』五四三頁にある。

○『素問』蔵気法時論篇二十二に「毒薬攻邪、五穀為養、五果為助、五畜為益」とある。

○「夫れ薬の貴きは、功あるを以て貴しとす」は『實語教』に云う「山高故不貴、以有樹為貴」に倣ったものであろう。

（巻上・終）

〔或問十六〕（巻下）

問。現在の名医は、朝鮮人参によって気を補うと言っています。しかし先生は気に関係なく治療なさっておられます。如何ですか。

答。元気は、天地根元の気であって、人間が母胎に宿る時に受けるもので、これは造化が司る所であるから、人間の力で、これを変える事はできない。其の気が虚衰するときは死ぬのである。天が与えた寿命の長短は、天に任せなければならない。このような理由で、天子・諸侯であっても、この寿命は心のままにならないのである。どうして草根木皮によって気を補助することができようか、できないのだ。古語に云う「病を攻むるに毒薬を以てし、精を養うに穀肉、果菜を以てす」と有り、薬によって精を養うと言うことを聞いたことがない。張仲景も、人参は心下痞鞕を治すと言って、気を補うとは一言も言っていない。気を補うと言うのは、疾医の道が途絶えてからずっと後世になってからの人の説である。唐代まで気を補うことを言わなかった証拠として、孫思邈の『千金方』に「人参が無い時は茯苓によって代用する」と言っている。そこに記されている証は誤っているが、それは兎も角「人参は元気を養う」とは言っていない事は明らかである。いったい誰が「茯苓は元気を補う」と言うだろうか、決して言わない。それであるのに後世の医家は、好んで元気の事を言い、或いは気積、或いは気虚と、専ら気の事を言うのは『黄帝内経』に由っているのである。ところが、此の『黄帝内経』は、後世の偽作であって、採用できる古語は少ないのである。元来、元気というものは、天地の司る所であるから、人間がとやかくいえる事柄ではない。この理由で、上古の聖人も、この件に関してはお述べなさらなかったのである。ところで、人参が元気を養うということは、唐代の甄権から始まっている。『薬徴』に詳しく述べてあるので、ここでは省略する。私は、現在、心下痞鞕を目標に朝鮮人参を用いているが、心下痞鞕の毒は治らない。本邦の吉野人参は心下痞鞕に用いて効果がある。このような理由で、私は国産のものを用いて、朝鮮から輸入される人参は用いないのである。昔は日本、中国では共に人参は「味わい苦し」と言っている。『本草綱目』にも「雷公・桐君、味わい苦しといえり」と記され、天暦帝の時代に源順が著した『和名抄』に、和名「くまのい」と記されている。熊胆の味わいが苦いことから「くまのい」と名づけたのである。ところが、現在流通している朝鮮人参は、味わいを甘く加工しているのである。修治・加工をせずに「甘い」というのは偽りである。用いてはならない。（人参の味わいが、気候風土によって、或いは糞を用いた肥料によって甘い事がある。しかし、これを心下痞鞕に用いて効果がない。其れ故、疾医は用いないのである）

国産の人参は決して修治してはならない。「苦い」という本来の味を損なうと薬効がなくなる。更に指摘したいのは、精気、気虚などと言うことできないことである。なぜならば、気は容の無いものである。それが何であれ、物という実体が存在すれば、全てに気がある。人間も生きている間は気がある。死んでしまうと気は絶えてしまう。是れが天地自然であり、形がなく、造化の司る所であるから、人間が積み上げられるものではない。毒は形がある実体である。従って「積毒」と表現することができる。しかし、実体のない気について「積気」と言ってはならない。たとえば火は爐に積むことができる。しかし、火気は人の手で積むことはできない。これは火は薪という実体を根拠として存在し、一方、火気は形が無く、実体がないからである。以上の様な理由によって、元気を補瀉する事は医者の手が及ぶ事柄ではないことを知らなければならないのだ。

〔考察〕

○本文に「古語に云う」と記された文言は『黄帝内経』からの引用である。東洞の論理によると、『黄帝内経』は偽作で、其の中に真実を述べた「古語」があるという構造認識である。

○『和名抄』は正式名『和名類聚抄』。承平年間（九三一—九三八）に源順（みなもとの・したごう）が編纂した。東洞は「天暦帝の時」としている。天暦は村上天皇の御代の年号で九四七年。

○「本邦の吉野人参」について薬用資源学者・難波恒雄はオタネニンジン（御種人参・朝鮮人参）よりもトチバニンジン（竹節人参）の薬効に近いと記している（２４）。

〔或問十七〕

問。毒薬によって病毒がなくなり、病は治ったが、病後に、その戦場となった体が荒れて死亡すると言う人が居る。如何か。

答。そのような事があったとしたら、扁鵲も仲景も役立たずということだ。私は数十年間、疾医の道を信じて、毒の所在を視て方剤を処方してきた。今では、方剤を病毒に的中させる技術を手中に会得し、意のままに対応できる。今、仮に千万人を治療するとして、どれほど危篤の病人であっても、毒薬を用いて大いに瞑眩すれば、其の毒は大いに減衰するので、その後は非常に心地よいことになる。中途半端に済ませずに徹底的に毒が尽きるまで用いると、最終的には全快して、再発しなくなり、病後に体が荒れてしまう事などない。たとえ瞑眩しても、毒が尽きていないと再発する。このように不徹底な治療によって再発した場合に、他の医者に掛かり、このような薬を服用していた事があると申し出ると、その医者は陰陽五行の理屈で考え、強い薬によって臓腑が傷害されたなどと心得て、補薬によって、その衰えた臓腑の機能を回復しようと思うのは、甚だしい誤りである。総じて、耳目鼻口の働き、五体が動くことは、どのような仕組みで働くかそのメカニズムは未知の事柄である。まして、腹中にある臓腑が荒れるとか、荒れないとかを外部から知る事ができる道理がない。其の実際には知る事ができないことを、古人は陰陽の理屈で書き記したものが多い。現在の大多数の医者は、その陰陽医流の思考を受け継いで考えるので、毒薬によって臓腑を傷害すると考えるのも当然である。現在、古方は世間の人々が恐れる事であるから、世間のこの風潮に迎合し、表向きは古方を誹り、内々では古方の要薬である大黄の類を用いていることが多い。このような世間の医者の実態をみると、古方によって病後に体が荒れないことは承知しているのだが、世間受けする自分の治療にとって「荒れない」ということは妨げになるので、右のように「跡があれてしまった」などと言う理由も分かるのである。跡が荒れることが無い証拠には、前にも述べたように、病毒が尽きるまで、徹底して毒薬を用いた場合、一切の補薬を用いなくとも、健やかになる事実から理解されるのである。

〔考察〕

東洞が「古方」と言うとき、「古医方」という医療システムを意味する時と、そのシステムで用いる「方剤」を意味する時とがあるので、これを知って、文脈の中でいずれかを判断するとよい。この〔或問一七〕では後者の意味である。

〔或問十八〕

問。古方では、産前、産後、その他一切に血は関係しないと言うが、この点は如何か。

答。妊娠は婦人にとって当たり前の事柄である。病の無い産婦に用いる事はない。血は気と共に造化が司る所である。造化の所管事項と人間の所管事項を混同することは、聖人の道ではない。従って血には関係なく治療を行うのである。前にも述べたように、前漢の太倉公が、専ら造化の司る所に人間が介入できるかのように混同して論じてから、この両者を明確に区分することを前提とする疾医の道が絶えてしまったのである。そもそも五体の内には、色々な物があり、赤い体液を血と名づけ、白い体液を水と名づけ、皮膚に出るものを汗という。是は造化がそのように作った事であり、どの様にしてつくったのであろうか、思惟の及ばない事柄である。つまり医者が関与できないことなのだ。そうであるのに現在、大いに出血すると血脱と名づけ、血を養い、気を養うなどと云うことがある。大変な誤りである。出血は天地自然のことであるから、どれほど出血してもそれに関与する事ではない。吐血して死亡する者がいるし、大吐血して、病毒が吐き出されて無病になる者もいる。其の吐血、衄血、下血などを病むのは、各々にその毒があるからである。ひたすら毒薬によって、その病毒を取り去れば、血は自然に止まるはずのものは止まり、出るはずのものは出て、病は治るのである。既に祖先から私の家は吉益流の産前、産後、金瘡医として天下に名を為した家柄であるが、私はその家学は行わない。また、婦人が妊娠するのは人間の所行のように思われがちだが、人間の所行とだけは言えない。天命である。その証拠に。世嗣の子供がなくとも、これを人間の力でどうすることもできないのだ。これは全て造化の自然であるから、人間の力が及ぶ所ではないのだ。世にいう子授けの方剤などに迷わされてはならない。これは後世の陰陽家の説である。ただし、扁鵲や仲景のように、妊娠を願う婦人に対して、毒薬によって病毒を取り除けば、母胎の条件も調い、出産も安産となる。『傷寒論』『金匱要略』に、婦人の病が記されているが、これは全て後人の攙入である。採用してはならない。以上述べたように天地自然の事柄であるから、血というものが、産前、産後も治療には関係しない事を知らなければならない。

〔考察〕

○「行状①」に記したように、吉益家は吉益半笑斎の流れを持つ、金瘡・産科を家業としていた。

○この〔或問〕での論旨から、東洞の『類聚方』で当帰芍薬散が「不試行方」として掲げられている理由が理解される。

〔或問十九〕

問。疾医は血に関係せずに治療すると、前問で答えを聞いたが、そうであるとすると、仲景が吐血、衄血に三黄瀉心湯、芎帰膠艾湯を用いている事をどの様に理解したらよいか。

答。吐血、衄血を治すということではない。胸郭内に毒があって動悸がするときは、吐血、衄血に限らず、下痢症であっても、また、俗に言う「つかえ」であっても、三黄瀉心湯によって治療するのである。また、吐血、衄血であっても、胸郭内に毒のない病人に用いては、薬効はない。これによって、三黄瀉心湯、芎帰膠艾湯が吐血、衄血を治すための薬ではないことを知らなければならない。

〔考察〕

○『金匱要略』の瀉心湯（三黄瀉心湯）の条文は

「心気不足。吐血、衄血瀉心湯主之」。

○芎帰膠艾湯の条文は

「師曰。婦人有漏下者。有半産後、因続下血、都不絶者。有妊娠下血者。假令妊娠腹中痛為胞阻、膠艾湯主之」

〔或問二十〕

問。孔子さまは生姜を好んで欠かさずお食べになり、曽晳は棗をお食べなされた。生姜も大棗も薬物であるから、毒であるはずです。

答。薬と毒の定義を明確に理解していないと分からないものである。そもそも「薬」には攻める趣意があり、「食」には養うという趣意がある。攻めるには好き嫌いは関係しない。養う場合には好き嫌いに従う。たとえば粥なども、薬方の力を助ける場合には、嫌いであっても、強いて用いる。養う場合には嫌う物は去るのである。生姜・大棗も、薬として用いる時には嫌う人にも強いて用いる。其の嫌いな物である生姜・大棗も、薬方として用いると、病毒と戦い、大いに吐瀉が起こって病毒が取り除かれると、当初嫌いであった物も、全て食べられるようになるのである。孔子さまの生姜、曽晳さまの大棗、これはお二方の好物であるから、お食べなされば、養いになり、毒にはならないものである。

〔考察〕

○孔子が生姜を好んで食べたことは『論語』郷党第十に「不撤姜食」と記されている。

○曽晳は曾子（曾参）の父で、父子共に孔子の弟子であった。曽晳が棗を好んだ逸話は『孟子』尽心章句下に「曽晳嗜羊棗」とある。この羊棗には諸説あるが、黒色の棗とされている。

〔或問二十二〕

問。汗多亡陽といって、汗が多く出過ぎると、陽を亡くして死ぬとうことが言われている。如何か。

答。そのような事は無い。そもそも汗は造化が司り、起こす事柄であって、出る理由も、出ない理由も、人間は知る事ができない。今はやりの陰陽医はさも尤もらしくこれを論じるが、臆見であるから事実に合わない。私は様々な病を治療する際に、汗の多少に拘わらない。其の病毒の所在を見て、その毒に対応する薬方を投与するが、薬方が病毒に的中するときは、大いに汗が出たり、或いは吐血、或いは衄血、或いは下血し、種々の汚い物を吐いたり下したりする事がある。こうして反応性に現れる汗も、血も、汚い物も、出るままにして止めることはない。こうして体内の毒が出尽くした時は、汗も血もひとりでに止まり、健やかになるのである。この反応は元々、病毒と薬毒が交戦した結果として、汗が出るのであるから、大いに汗が出れば、病毒は大いに減じるのである。はなはだしく汗が多く出るのは良いことなのだ。そうであるのに、後世の陰陽医流の医者は、麻黄によって発汗が起こった場合、其の汗が止まらないと陽気が失われて死ぬと言い、其の汗を止める薬を用いるなどという事がある。大変な誤りである。もしも当然に出るはずの汗を薬で止めてしまうと、汗で排泄しなければならない毒が、腹中に残って、健やかにならないのである。無理に汗をとめることは甚だしい害になることを考えなくてはいけない。

先年、南部侯の家臣・京屋敷留守居役の某が、四肢の浮腫に胸内の塞がる腫満を患い、私に治療を求めた。そこで診察すると、喘鳴・呼吸促迫して甚だしい口渇があり、小便が出ない。そこで大青龍湯を与えた。この薬方を用いて四十日ほど経過したが、薬効はない。その折り、南部侯臣下の門人が左右に陪席しており、この薬方が適当したものか否かを疑った。わたしは云った「薬効が現れる遅速は予測できない。薬方は十分に的中している」と教えたが、それでも疑う様子であった。しかしながら、この薬方を用いる他には病証に的中する薬方はない。そこで、さらに薬容量を増量して用いた。その後、二十日ほど経過して、「ただいま急変しました」と告げて来た。往診すると腫満の病症は益々劇しく、悪寒戦慄、したたるように汗が出て、いまにも死亡するかと、家中の者が騒いだので、私は云った「元々生死は医者が知る事ができない事である。しかし、薬というものはこのように瞑眩しなければ病は治らないものである」と。さらに前の薬方を用いたところ、一晩中大量の汗が出て、衣服を六・七度も替えるほどであった。その翌朝になると、腫満は半減し、喘鳴が治り、小便が解利した。其の後十日ほどして回復した。

このように大いに汗がでる病人に、陰陽医流の医者が、「発汗させると死ぬ」という麻黄を用いたのだが、陽気を亡くして死ぬということもなく、出ていた汗は自然に止まって、快気したのである。『漢書』に云う「諺に云う。病有りて治せざれば、中医を得る」と。此の言葉は、病気の時に、医者に頼らずに、なにもせずに経過に任せると、上中下のある医者の中医に治療を頼んだのと同じであると言うことである。中医というのは十に七を治すとされ、上手（上医）の次にランクづけされる。この言葉から見ると、疾医が居た漢代においてさえ、病気を治すことは困難であった。ましてや陰陽医流が盛んな現代では、病気を治すことは難しい。事実・実体に拠ることなく、規矩準縄のない陰陽の理屈によって病態の把握を教えるので、歴史を経るごとに、時代によって見識が変わり、現代になって医学を学ぶ人々は、何を手本にしたらよいか決められず、各々が好ましいと思った人に入門し、その規矩準縄の定まらない教えを採用して治療しているのである。そのような輩が、汗が多く出ると陽気を亡って死ぬと当て推量したものであろう。

〔考察〕

○「汗多亡陽」のことは『傷寒論』太陽病篇・大青龍湯方の服用後の指示に記されている。「若復服、汗多亡陽、遂虚、悪風煩躁、不得眠也」と。そこで、東洞は大青龍湯の治療経験を具体的に示し、「汗多亡陽」の否なることを示したのである。

○『漢書』の引用は「漢書・芸文志」による。

〔或問二十二〕

問。生まれた時から、天性弱い人がいるし、また、強い人がいる。その強い人は、汗吐下して病が治る事も当然ある。弱い人、老人などは、汗吐下に堪えられず死ぬことになる。如何か。

答。老人、小児が壮年の者に比べて非常に弱いのは、これは天地自然の道理である。病毒が在ると常態が変化する。同年齢の人に比べて非常に弱いのは、すべて腹中に毒があるためである。その毒を取り去れば、みな年齢相応に強くなるものである。詳細は後の或問に記すので見て欲しい。私は数十年にわたって、老人、小児の様々な病気を治療し、経験を重ねれば重ねるほど、薬毒に堪えられずに死亡することが無いということを、手に覚え、心に自得した。私の門人となって実学を学ばない人には、いくら論じても理解できない事である。

〔或問二十三〕

問。上工は未病を治すと言うことが医書に書かれている。疾医にも当てはまる事か。如何か。

答。これは疾医の言葉であろう。現在の陰陽医には「未だ病まざるを治す」という言葉は理解できないので、相生相剋の理屈で解釈している。たとえば肺は金、肝は木、肺亢ぶるときは「金は木を剋す」と言って、肝木を剋して、肝を病ませる事を知り、其の肝が未だ病んでしまう先に肺を瀉して、肝を補い、あらかじめ病を肝に受けないようにする事であると言っている。このようなことを口では言っても、実際の治術に応用することはできない。従ってはならない。

また、これを疾医の言葉だと言うのは、すべての人で、病毒が静まっている時は、毒が無いと思うものであるが、其の腹を診察すると、病毒がある人が多い。其の病毒がひとたび動くと、百病が起こり、気を病ませるのである。其の病毒が静まっているときに、病毒を取り去れば、百病が起こることはない。これを「未だ病まざるを治す」というのであろう。後世の説に迷ってはならない。

〔考察〕

○「上工治未病」は『金匱要略』の冒頭に記された言葉である（金匱要略・臓腑経絡先後病脈証第一）。

○「上工治未病」の語は『黄帝内経霊枢』逆順篇にもある。

○「未病」という言葉は『黄帝内経素問』の四気調神大論第二に見る。「是故聖人不治已病、治未病」と。

〔或問二十四〕

問。先生は常に扁鵲、仲景も万病を一毒と見ておられたと言いました。しかし、『史記』や『傷寒論』にこの言葉が記されていない。如何か。

答。古昔、扁鵲の薬方を、漢代の仲景が受け伝え、晋代の王叔和が撰次したものが、今に伝わる『傷寒論』である。王叔和が撰次した時点で、王叔和が自説を加筆したのか、仲景の基本とする理念に合わない文言が非常に多い。この書物に云う「傷寒云々、小柴胡湯之を主る。中風云々、小柴胡湯之を主る。経水適ま断ち、熱入血室云々、小柴胡湯之を主る。宿食有り云々、小柴胡湯之を主る」と。これを見ると、傷寒も、中風も、瘀血、宿食もすべて、小柴胡湯で治るように見えるが、この一方では治るものではない。胸脇苦満に、小柴胡湯を処方用いると、治療前にあった諸症が皆治るので、傷寒、中風、瘀血、宿食等は、後人の攙入であることが分かる。

右に示したように、病因が替わり、どうして薬方がかわらない道理があろうか。つまり、諸病には共に一つの毒があって、其の毒が動いて、万病が発症するのである。それ故、万病が共通して、胸脇苦満を中核とする小柴胡湯が適応となる容（証）を発現していれば、小柴胡湯を投与し、桂枝湯の適応する容（証）を発現すれば、桂枝湯を与える。おのおの、その証に随って、是れを治す。これによって、仲景が万病を治療するに当たって、一つの毒を目標にしている事が明らかである。扁鵲は云う「病応、大表に見わる」と。ここで「大表に在る」と云わずに、「大表にあらわる」と言うとき、これによって腹中に一毒があることを知らなければならない。その腹中の毒が動いて万病を発症する。頭部では頭痛をあらわし、腰部では腰痛、足では運動麻痺（痿躄）を起こすなど、千変万化、逐一数えきれない。すなわち、扁鵲、仲景も万病を一毒と見ていたことは明らかである。あの『傷寒論』『金匱要略』に記された言葉だけでは、万病が治らない。これが、後人の攙入があるとする理由である。扁鵲、仲景の本旨によって攙入を取捨選択すると、治らない病気はない。病気が十分に治るという事実によって考えると、扁鵲、仲景の言うことに誤りは無いのである。

〔考察〕

○万病一毒、方証相対の核心を述べた重要な或問である。

○舘野正美：中国医学・日本漢方における「毒」についての考察、日本大学人文科学研究所・研究紀要、七四号、二〇〇七

〔或問二十五〕

問。古方というのは仲景の薬方であると定義される。先生はさかんに控涎丹、滾痰丸、七宝丸などを用いているが、この定義からすると古方と言うことができない。如何か。

答。あなたの定義が違っている。古方というのは世間でそう言うだけのことである。私にとっては、疾患がよく治る事、これを医療理念（法）としている。薬方に古今はない。ひたすら効果が確かな物を用いるのである。とは言え、後世の薬方には効果のあるものが少なく、古昔には多いので、古昔の薬方を多く用いるのである。世間の人々はこれによって、古方と名づけているのである。どうして薬方に古今の差別があろうか。

〔考察〕

控涎丹、滾痰丸、七宝丸を東洞はしばしば湯液と兼用している。

〔**或問二十六**〕

問。仲景の治療法の形跡を見ると、一病一方です。いま、先生は煎じ薬に丸散方を兼用している事は、古昔から行なわれているのですか。

答。古昔とは異なっていない。『傷寒論』『金匱要略』にも、大便が秘結する時は、まず調胃承気湯を与え、大便が通じた後には、証にに随って薬を用いている。古昔に兼用がなかったと言えない。しかも、名医とは病気が上手に治せる人の名である。扁鵲の名が不朽なのも、病を上手になおせたからである。たとえ扁鵲が行わなかった事でも、病が十分に治る事があれば、皆、採用してよい。それによって、病がよく治る場合は、古昔の名医の意にかなうものである。あの『傷寒論』『金匱要略』も衍文もあり、攙入もあり、其の後、歴代色々の学説があって、古人の本意が失われている。このような不完全な書籍に拘泥していては、一生涯、本当の治術を自得することは出来ない。いま私が丸散方を兼用するのも、これで病毒がよく治るからである。疑いを持ってはならない。

〔考察〕

『東洞先生配剤録』を見ると、煎剤と丸散方の兼用は九割以上である。

〔**或問二十七**〕

問。先生は、「毒」という呼称を設定し、その毒が風寒暑湿燥火、或いは食物によって動くと言います。これも病気の原因です。そうであるのに、病因を論じないという事は何故ですか。

答。此の毒が、何の毒であって、何によって動くという場合、それは病因を論じるということになる。私がいうのは、この様なものではない。其の毒が何によって生じるのか、何によって動くのかは知らない。ただ毒の所在を視て、治療するだけである。病因を論じないという大切な意味は、ひとたび理屈を持ち出すと、臆見に陥って治療ができなくなり、ことのほか医の道を害することがあるからである。病気が発現する、その理由がないと言うのではない。その発現の理由を憶測によって、あれこれと理屈を立てして論理的に解き明かそうとする事は、人間の力が及ばない所である。そうであるのに、後世の医者は、その極め尽くせない事柄を極めることに努力している。しかし、病の原因は見定めることができないので、治療方針も定まらず、日々薬方を変えることになる。病が見定められたならば、どうして薬方が変わることがあろう。これは他でもない、口では病因を云々するが、本心では分かっていないからである。たとえ病因を知ったとしても、それは無益である。病因が無いと言うのは無理である。しかし、いま為されている病因論は空論、理屈であるから、医の道に害があるだけである。このような理由から吾が一門は病因を論じないのである。

〔考察〕

或問二十四と共に「万病一毒」の論拠を開示している。「天は人間の思惟が及ばない」とする徂徠学が土台となっていると考える。

〔或問二十八〕

問。先生は「目に見えぬ物はいわない。従って肺癰などとはいわない」と言いました。そうであるとすれば、毒も腹中にあって目には見えないものですから、臆見のように思われますが、如何か。

答。肺癰は、肺に癰が生じ、腸癰は腸に癰を生じるというのは、臆見である。皆、腹中の事柄であって、直接的に認知できない。毒も腹中の事柄であるが、腹部の触診によって、毒が存在する部位を実際に手に触れて、その毒の形状を見るので、臆見ではない。あの肺癰、腸癰と言われるものも、胸を肺の位置する部位と考え、胸痛、臭気が甚だしい膿血を吐き出したのを見て、肺癰と名づけ、腸のあたりで痛み、膿血が便とともに排泄されるのを見て、腸癰と言うような場合は、それは実際の現象を表現したものであるから、大した害はない。しかし、名づけたところで、治療の助けにはならない。

〔考察〕

東洞は一切の臆見を拒否したが、「毒」も臆見か否かで、自身も苦悩したことが伺われる或問である。

〔或問二十九〕

問。『周礼』に「医師職は、年終われば則ち其の医事を稽え、以て其の食を制し、十全は上と為し、十に一を失するは之に次ぎ、十に三を失するは之に次ぎ、十に四を失するは下と為す」と言う。これから考えると、今も昔も、医者を評価するのに病人の生死によっている。ところが、医者は生死を知らないという事は、納得が行かない。

答。『周礼』とは言え、全てが聖人の作とは言えない。たとえ、それが聖人の作であったとしても、数千年の間には、どれほどの攙入があったか知れない。どうして死生によって、あることの評価をすることがあろうか、ある道理がない。聖人も「死生命あり」と仰せになり、扁鵲も「死せる人を生かすにあらず」と言っている。このように考えると、生死によって上工、下工を評価基準としたのは、聖人の意図したものではない。このような記述を用いてはならない。『黄帝内経』に、「上工は十に九を全うす」と言っている。死ぬ人を神農、扁鵲でも、助けることはできない。また、天命が尽きない場合は、病が全て治る事になる。十人すべてを生かすとは、言えない道理である。

〔考察〕

○『周礼』の言葉は天官冢宰下・音義を出典とする。

「医師掌医之政令聚毒薬以共医事」

「歳終則稽其医事以制其食十全失一次之十失二次之十失三次之十失四為下」

○「死生、命有り」は『論語』顔淵十二にある言葉。

「司馬牛憂曰、人皆有兄弟、我独亡。子夏曰商聞之矣、死生有命、富貴在天、君子敬而無失、與人恭而有礼、四海之内、皆兄弟也。君子何患乎無兄弟也」。
○『黄帝内経』に、「上工は十に九を全うす」は『霊枢』邪気藏府病形第四にある言葉。「可以為上工、上工十全九」とある。

〔或問三十〕

問。古方の治療によって、病が治る事は速いが、害を伴う事も多いと言う人がいる。如何か。

答。全てのことが善いと思い、其の事を信仰して随う場合には、其の悪い所が見えないものである。一方、悪いとの先入観で見ると、其の事の善い事柄も見えず、善悪を正しく判断できない。あることの善悪を正しく評価しようと考えるならば、実際に起こっている、体験できる事柄によって見なければならない。世間で言う膈噎、脹満、癆咳、癩病、癎、瘖唖、その他、世間で難治という病人を百人治療して、私は七八十人を治すことが可能である。後世の陰陽医流の医者は、百人のうち、十人を治すこともできない。この事実から善悪を知らなければならない。病がよく治った場合に、なんの害が生じる事などあろうか、決してない。事実はそうであるのに、病は治るが、害することも多いとの評価が下されるのは、恐らく治療中に死亡した病人の事であろう。前にも述べたように、死生は造化が決めることであるから、医者の力が及ぶ事柄ではない。昔から今に至るまで、十人の内、九人を治せる医者を上工治という。つまり、百人中の十人は死ぬことになるが、これは天命が尽き果てた人なのである。あの後世の薬方は、病毒に的中し戦闘することがないので、瞑眩はしない。其れ故、死亡したとしても、薬の害では無いように思うのであろう。一方、死ななかった場合には、治療によって生きたように思われるが、これは薬の効果ではない。病根を取り去らずに、どうして病気が治るという道理があろうか。後世の薬方が効いて生き返ったようなものは、実は自然に病毒が静まり、快気したのである。このように自然経過を待つので、回復するのが遅く、その上、再び毒が動いて、何度も病に陥るのである。世間ではこれを持病という。どうして、持病などという病気があるだろうか。これは病を根治することができないために、名づけたのである。また、疾医はその毒の形状を診て、薬を与え、病根を抜き去るために、再発することはないのである。ただ、徹底的に病根を抜き去る際には、病毒も動くので、必ず用いた薬と病毒とが交戦し、瞑眩する。この瞑眩を恐れて、有害事象と思うのは大きな誤りである。前にも述べたとおり、薬は身体を障害するものではない。その証拠には、瞑眩すると、病毒が減衰し、その後は特別に快適で健やかになるのである。この実際に見られる事象から、薬は身体を害するものではない事を知らなくてはならない。

〔或問三十二〕

問。先生は「方意を自得しない者は医者とはいえない」と仰せになります。ところが、先生は風邪で、大いに発熱し、譫語する者に、紫円を用い、また、遠い国の患者で来院できない者に、紫円や芎黄散などを与えて、どんな病気でも構わないから用いなさいと仰せになります。このように、病症も見ずに、薬を与えて、どうして薬方が的中することがありましょうか。

答。扁鵲、仲景の医法は、病が能く治せる治術である。たとえ後世に創方された薬方でも、病がよく治る時は、それは扁鵲、仲景の医法に適った者である。一方、扁鵲、仲景の用いた薬方でも、現在、用いて効果がないものは、採用することはできない。孔子も、先王の法ではなくとも「国家に益あることは、我は衆にしたがわん」と仰せになっている。無自覚に法を守り、あるいは書籍に拘泥する人は、治術の真髄を自得することはできないのである。これを、融通の利かない、馬服君が子と言いたい。あなたが言う、風邪で大熱、譫語する者に紫円を用いると、嘔吐と下痢が起こり、そして治る。しかし、紫円は単独で用いるより湯液と兼用した方が、ずっと有効である。この紫円を多用する理由であるが、歴代の医論に、邪気が表に在る場合に、これに誤って下剤を用いると、この薬の作用に便乗して、邪気が裏に入るという説がある。しかし、たびたび紫円を用いてみると、一人も邪気が裏に入ったことはない。このような臆見の説は、はなはだ医術に害がある。そのような臆見の害を取り除くために、この峻下剤である紫円を多用して門人に示しているのである。また、あなたが指摘するように遠方諸国の人で京都まで登って来られない人々には、どうすることもできないので、紫円、芎黄散などを与えるのだが、例外なく効果がある。前にも述べたように、万病は一つの毒によって生じるものであるから、其の毒が、丸散方で徐々に減る。怠りなく用いると、最後には病毒が尽きて、全快するのである。このように薬効が現れるという事、それは皆、仲景の医法に適うことなのである。つまり、病がよく治るということを法としなければならない。

〔或問三十二〕

問。世にいう、古くてこびり付いた病（沈痼病）などで、五年も十年も治療して治らなかった病気が、古方によって、おおかた治った後に、変症が起こり、大熱が出て、譫語・妄語することがある。如何か。

答。以前からあった病症が治ったのではない。病毒が完全に除去されなかったために、再び大熱を発し、譫語・妄語するのである。その病毒を徹底的に去るときには、再びこの様な変症は起こらないのである。

〔考察〕

○東洞は徹底した毒の排除を重要視した。『建殊録』第十一症例はその具体例の一つである。

〔或問三十三〕

問。生死が十日か二十日という追い詰められた深刻な病人では、即効がみられ、一方、尋常、普通の病気では即効が見えにくい事は、如何か。

答。一般的に毒が動いているときは、除去しやすいものである。十日か二十日以内に、生死が分かれるような病症は、病毒が十分に動き廻っているので、すみやかに薬効が現れ、一方、尋常の病症では病毒が十分に動いていないために、除去しにくい。それ故、傷寒、時疫、痢疾、吐血などといって、世間で深刻だという病症は、予期に反して、すみやかに全快するのである。『建殊録』も参照するとよい。良い効果があるか無いかは、病毒が動くか動かないためであると心得ると良い。

〔考察〕

『建殊録』第十三症例などが該当する。

〔或問三十四〕

問。病を治す手段は薬方だけである。それ故、先生が私どもに伝授するのは「薬方の意」（方意）であると聞いている。ところが、実際に先生の教え通りに、毒の所在を見定めて、薬方を投与するのであるが、その病人がなかなか治らない。その同じ病人が先生の治療を求めて、先生も私と同じ薬方を処方なさいましたが、その病気は治りました。これは一体どうしたことでしょう。

答。道を自得することと、自得していないだけの話だ。

〔考察〕

これは今日でも日常的に経験する事柄である。患者は医師の技量を見ている。医師が道を自得しており、自信を持って処方するか否かを敏感に察知する。

〔或問三十四〕

問。それでは更にお尋ねしたい。先生は常日頃、二・三人の弟子を教育する際に、「医の学は薬方だけだ」と言います。そうすると、薬方の方意の他に道はないはずです。そうであるのに、道を自得するとしないとの違いであると聞きますと、薬方の他に道が別にあるのでしょうか。

答。そもそも医者は病気を治すものである。病気を治す手段は薬方だけである。そこで、「医の学は方のみ」というのである。しかし、道を自得していない人が薬方を処方すると、それは死物になってしまう。運用する薬方は、道によって活動するものである。其れ故に、道を自得するかしないかだけの事と言うのである。

そもそも道というのは、行（ぎょう）の名である。たとえば往来する道のようなものなのだ。人々が往来する道も、その道がどこにあって、どのような経路で、どれほどの距離で、どこに続くのかを心得ると、往来することが自由である。その道の有り様を心得ていなければ、往来することはできない。病人を治療する場合でも、道を心得ているか否かでは、大きな違いがある。その道を自得しようとするならば、まず第一に、生死は天の司る所で、人間が関与するものではなく、医者はひたすら病苦を救うという役目であって、万病はただ一毒であると心得て、この一毒をとりさる治療を行い、生死に迷わされない。このような態度で実践（行）を継続すると、やがて道に辿り着け、用いる薬方もよく廻るようになり、病気も治る。ただし、病毒を去るための技量が、十分に手中に修まった後でないと、「生死は知らないと」いう事を心の中に明確に据え置くことは難しい。従って、「医」の中で文字や口で教えられることを「学」というのであれば、「医の学」は薬方の知識だけであって、道は子にも伝えられず、各人の自得を待つしか無いのである。私が、繰り返し、繰り返し、生死の事を言うのは、一人でも多くの者に、たとえ一人でも、道を会得させたい為なのである。医道で最も重要な事柄はここにある。よくよく考え、知らなければならない。

〔考察〕

○この或問は、本書の中での最重要のものである。そこで、語を加えて意訳した。

○荻生徂徠の『弁道』はまさにこの「道」を論じるために著されたものである。「道」を道路にたとえたのは徂徠に拠るものである。

○文字や口で教えられることを「学」というのであれば、「医の学」は薬方の知識だけであって、道は子にも伝えられず、各人の自得を待つしか無い。と、いうことは、「暗黙知」の自得に他ならない。

〔或問三十五〕

問。道が行の名であるということは、了解できました。この道を得ると、薬方が活物のようになると言うことを、詳しくお聞きしたい。

答。道を自得しないと、方意を得ることはできない。方意を自得しないと道を得ることができない。方意というものを自得していない人は、同一の薬方を用いても、用いた本人の心に、本当にこの薬方で大丈夫だろうか、死んでしまうのではないか、などの迷いが起こるので、その薬方で治療を成し遂げる事ができない。道を自得した人は、この薬方で、この病毒が取り去れるということを確信し、たとえ死ぬことがあっても、この薬方の他に用いるものはないと、心に決定して薬方を用いるので、死ぬことがあっても薬方を変えない。その結果、病苦は日々に治って行くのである。方意を自得していない人は薬方に使われ、方意を自得した人は薬方を使う立場になるので、方意を得て、薬方を使う時は、自由自在であることは、あたかも使用人を使うようになる。これを活物のようにすると言うのである。

〔考察〕

方意と道の関係論を述べている。東洞の説くところは、臨床実践という「行」を通じて道を自得する。この自得する「暗黙知」は道を求める「心の働き」と「行」との反復するクロストークによって、その内容がより深化され、高度になって行くことである。一足飛びに高度な暗黙知が獲得されるものではない。

〔或問三十六〕

問。更に問う。道を得るということは、聞くことが可能ですか。

答。言葉にすることはできない。しかし私自身が行ってきた事を述べることはできる。「万病はただ一毒」と云うことを『医断』に著したのは、すでに二十年以上も前のことである。ところが「万病はただ一毒」であることを心の底から自得したのは、ようやくこの七・八年のことである。初めにこれを発想したのは『呂氏春秋』に鬱毒の論があること。扁鵲伝に「越人の方を為すや、切脈、望色、聴声、写形を待たずして、病の所在を言う」とあること。『傷寒論』に、傷寒にも、中風にも、宿食にも、瘀血にも、皆、小柴胡湯を用いていること。これらの記述から、万病一毒ということに気づいて『医断』に記したのだが、実際には、その治術を自得していなかった。ただ文献的に理解して記したのである。そのような情況にあったので、薬を与えても、心に疑いが生じ、始めに処方した薬方を、病が尽きるまで用いる事ができず、結局、薬方を別なものに変えてしまったのである。用いた薬方が変わってしまうために、一毒を攻略する治術を自得できなかった。そこで反省して、上古を考え、方意を探求し、治療に習熟し、自然体で薬方を扱うようになってから、病が格段によく治るようになった。病がよく治るように成るのに伴い、見定めた一毒を完全に攻略する治術を心に自得したのである。喩えるなら、熟知した道を往来するような具合である。これを道を得たと言うのではなかろうか。

〔考察〕

この或問を以て、本書は結ばれている。東洞の師・松原一閑齋は「文字に書き記すと、後世を害する」といって、著作は遺していない。後藤艮山も同様であった。そもそも「暗黙知」は文字にできない事柄であるから、この二人の誠実な態度は理解できる。一方、東洞は、その「暗黙知」を『方極』『薬徵』として「形式知」にする努力をした。大変にエネルギーを要する作業であったが、其れを遂行・完遂する才能を東洞という人は持っていたのである。

しかし、形式知の積み上げだけでは高度な暗黙知は形成・獲得できない。此のことを終章で述べ、各人の自得を促している。(了)

寺澤 捷年（てらさわ かつとし）　富山大学名誉教授

1944 年東京生まれ。1963 年都立両国高校卒業。1970 年千葉大学医学部卒業。1979 年千葉大学大学院中枢神経解剖学専攻修了、医学博士。1979 年富山医科薬科大学附属病院和漢診療部長。同大学医学部和漢診療学講座教授、同大学医学部長、副学長（病院長）などを歴任。2005 年千葉大学大学院医学研究院和漢診療学教授。2010 年より千葉中央メディカルセンター和漢診療科部長。2020 年同顧問。2018 年吉益東洞の思想研究に対し文学博士。

日本神経学会専門医、日本東洋医学会専門医・指導医。

和漢医薬学会理事長、日本東洋医学会会長、東亜医学協会理事長を歴任。

著書に「吉益東洞の研究—日本漢方創造の思想」（岩波書店）、「症例から学ぶ和漢診療学」（医学書院）、「完訳 方伎雑誌」（たにぐち書店）、「完訳 医界之鉄椎」（共著、たにぐち書店）、「和漢診療学 - あたらしい漢方」（岩波新書）、「井見集 附録」（あかし出版）などがある。

日本東洋医学会賞、全日本学士会・アカデミア賞、日本医史学会矢数道明賞他を受賞。

和田啓十郎・漢方復興不屈の魂

2021 年 3 月 1 日　第 1 版発行

著　者　寺澤捷年

発行者　檜山幸孝

発行所　株式会社あかし出版
101-0052　東京都千代田区神田小川町 3-9
https://www.akashishuppan.com
総務部　939-8073　富山県富山市大町 2 区 1 - 7

ISBN 978-4-908740-14-5　Printed in Japan